Kleine-Gunk

Brustkrebs vorbeugen: Das Aktivprogramm für jede Frau

Der Autor:

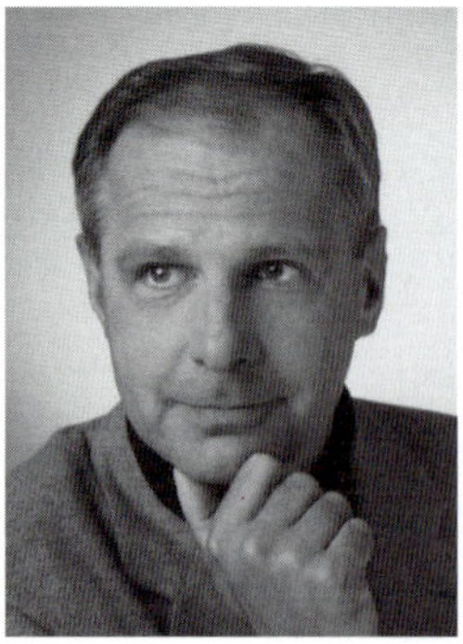

Dr. med. Bernd Kleine-Gunk (*1959) ist Chefarzt der Gynäkologie an der EuromedClinic® in Fürth, Deutschlands größter Privatklinik. Neben der operativen Gynäkologie gilt sein besonderes Interesse ernährungsmedizinischen und hormonellen Fragen. An seiner Klinik hat er ein spezielles Zentrum für Diät- und Ernährungsberatung aufgebaut. Er ist Schriftleiter mehrerer wissenschaftlicher Zeitschriften und Autor zahlreicher Fachbücher und Patientenratgeber. Im Trias Verlag sind von ihm die Bücher »Die Gebärmutter – Gezielte Hilfe bei Erkrankungen«, »Attraktiv und fit durch die Wechseljahre« sowie »Phyto-Östrogene – die sanfte Alternative während der Wechseljahre« erschienen.

Dr. med. Bernd Kleine-Gunk

Brustkrebs vorbeugen: Das Aktiv-Programm für jede Frau

- So schützen Sie sich mit dem großen NCP-Ernährungsprogramm
- Phytoöstrogene und natürliche Antioxidanzien gezielt nutzen
- Aktuell: Hormonersatztherapie und die Alternativen

TRIAS

Bibliografische Information
Der Deutschen Bibliothek
Die Deutsche Bibliothek verzeichnet diese Publikation in der Deutschen Nationalbibliografie; detaillierte bibliografische Daten sind im Internet über http://dnb.ddb.de abrufbar

Umschlaggestaltung:
Cyclus · Visuelle Kommunikation, Stuttgart

Programmplanung:
Sibylle Duelli

Redaktion:
Karl Quadt

Bildnachweis:
Umschlag: Mauritius
Ketchum: S. 114/115, 117; Mosaik: S. 120, 121, 123, 124, 126, 127, 133, 134;
WZ Media: S. 88, 130, 137;
alle anderen Fotos: Archiv der Thieme Verlagsgruppe

Zeichnungen:
Christine Lackner-Hawighorst: S. 28;
Friedrich Hartmann: S. 48

Wichtiger Hinweis:
Wie jede Wissenschaft ist die Medizin ständigen Entwicklungen unterworfen. Forschung und klinische Erfahrung erweitern unsere Erkenntnisse, insbesondere was Behandlung und medikamentöse Therapie anbelangt. Soweit in diesem Werk eine Dosierung oder eine Applikation erwähnt wird, darf der Leser zwar darauf vertrauen, dass Autoren und Verlag große Sorgfalt darauf verwandt haben, dass diese Angabe **dem Wissensstand bei Fertigstellung des Werkes** entspricht.
Für Angaben über Dosierungsanweisungen und Applikationsformen kann vom Verlag jedoch keine Gewähr übernommen werden. **Jeder Benutzer ist angehalten,** durch sorgfältige Prüfung der Beipackzettel der verwendeten Präparate und gegebenenfalls nach Konsultation eines Spezialisten festzustellen, ob die dort gegebene Empfehlung für Dosierungen oder die Beachtung von Kontraindikationen gegenüber der Angabe in diesem Buch abweicht. Eine solche Prüfung ist besonders wichtig bei selten verwendeten Präparaten oder solchen, die neu auf den Markt gebracht worden sind. **Jede Dosierung oder Applikation erfolgt auf eigene Gefahr des Benutzers.** Autoren und Verlag appellieren an jeden Benutzer, ihnen etwa auffallende Ungenauigkeiten mitzuteilen.

Oswald-Hesse-Str. 50
70469 Stuttgart
Printed in Germany
Satz: Fotosatz H. Buck, Kumhausen
Druck: Westermann Druck Zwickau GmbH

Gedruckt auf chlorfrei gebleichtem Papier

ISBN 3-8304-3213-5 1 2 3 4 5

Geleitwort

Liebe Leserin,

in den vergangenen Jahrzehnten hat sich die Lebenserwartung von Frauen und Männern in den Industrieländern stetig erhöht, nicht zuletzt bedingt durch die Segnungen unserer Sozialsysteme, der Hygiene und Infektionsbekämpfung sowie der modernen Medizin. Ungeachtet dessen haben jedoch Krebserkrankungen in den Industrieländern zahlenmäßig deutlich zugenommen und sind gegenüber den so genannten Dritte-Welt-Ländern auf das 4,5fache angestiegen. Brustkrebs bei Frauen sowie Lungen- und Prostatakrebs bei Männern sind zu einem allgegenwärtigen, tief sitzenden »Stachel« geworden, der für die Betroffenen mit leidvollen Erfahrungen, Operationen, Bestrahlungen, Chemotherapien, Krankenhausaufenthalten und zum Teil erheblichen Einschränkungen, Behinderungen, Depressionen und Konflikten einhergeht und mit nicht unbeträchtlicher Wahrscheinlichkeit zum Tode führt. Gegen dieses geballte »Leidpaket Krebs« hat die Medizin in den letzten Jahren unter immensen Aufwendungen immer aggressivere, tückischere Verfahren (wie z.B. die Hochdosis-Chemotherapie) entwickelt, ohne jedoch die Sterblichkeit an der Erkrankung effektiv mindern bzw. die Heilungsrate verbessern zu können. So stehen wir heute vor einem »Scherbenhaufen« von Bemühungen, weil die wichtigsten Waffen gegen die Erkrankung Krebs vermutlich wegen ihrer Einfachheit völlig vergessen worden sind: **Vorbeugung und Verhütung durch einen gesunden Lebensstil.**

Zahlreiche weltweit anerkannte Studien z.B. über die Krebsprävention durch Sojaprodukte, durch mediterrane Kost, durch Ausdauersport und vieles mehr weisen den Weg und ergeben ein immer deutlicher werdendes Bild von Maßnahmen, die für jede Frau und jeden Mann im Alltag einfach umsetzbar sind: Durch Änderungen in der Ernährung, Wahl geeigneter Nahrungsergänzungsstoffe, körperliches und mentales Training haben wir wirkungsvolle Mittel gegen die Entstehung und das Wachstum einer Krebsgeschwulst in der Hand.

Im vorliegenden Buch »Brustkrebs vorbeugen: Das Aktivprogramm für jede Frau« sind sämtliche neuesten Erkenntnisse auf dem Gebiet der Krebsvorbeugung durch gesunden Lebensstil zusammengetragen. Die Leserin erfährt, wie sie sich mit einfachen, aber spezifischen Änderungen der Ernährung unter Einsatz gezielt wirkender einzelner Inhaltsstoffe gegen Krebs schützen kann. Ganz besonders geeignet sind solche Maßnahmen bei Frauen (und auch bei Männern) mit erhöhtem Risiko, z.B. bei Krebserkrankung in der Familie sowie nach überstandener Brustkrebserkrankung zur Vermeidung eines Rückfalls. Ein spannendes Thema und ein geglücktes, wertvolles und hilfreiches Buch, das es in dieser Form noch nie gegeben hat.

Prof. Dr. Alfred Wolf, Ulm

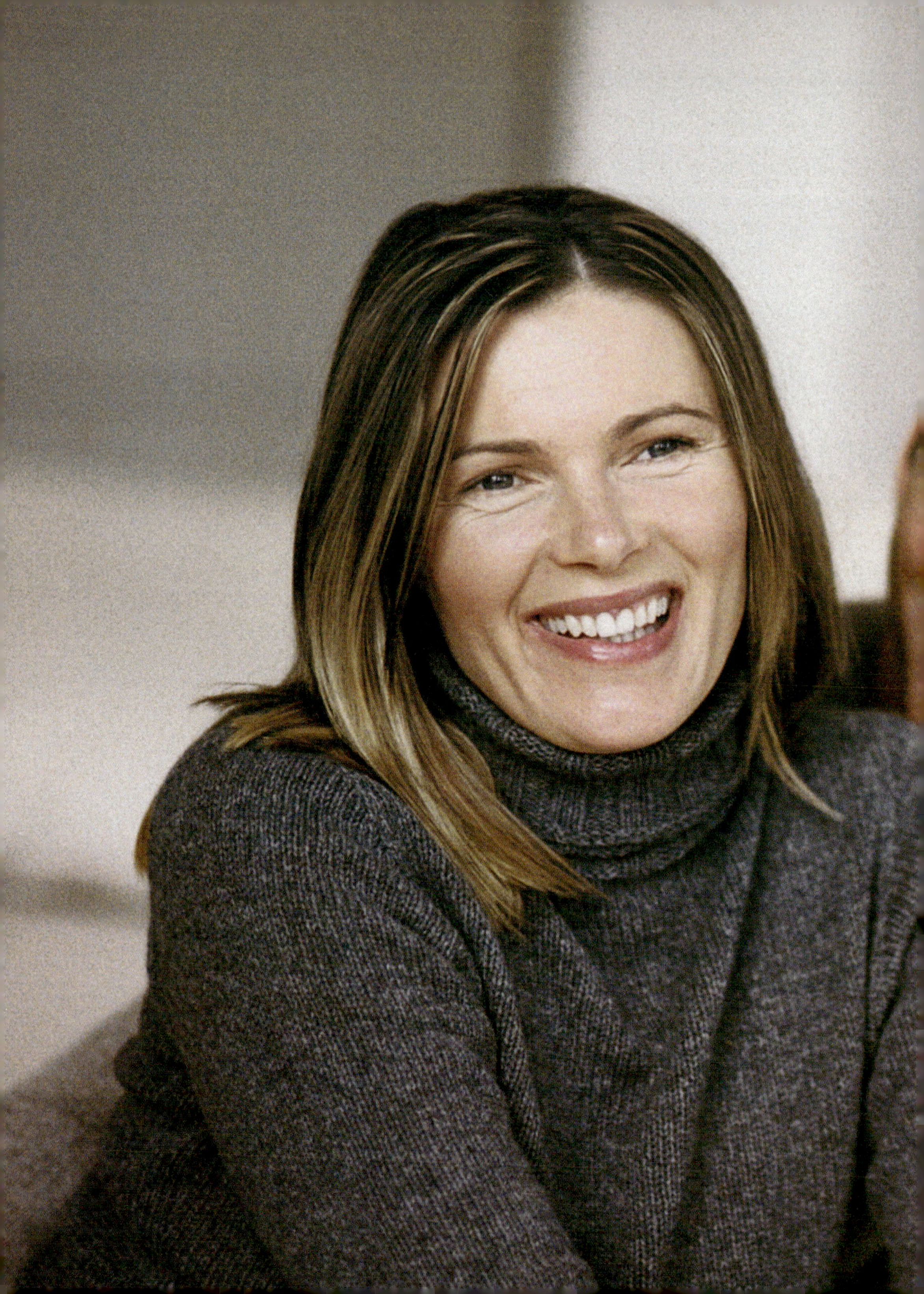

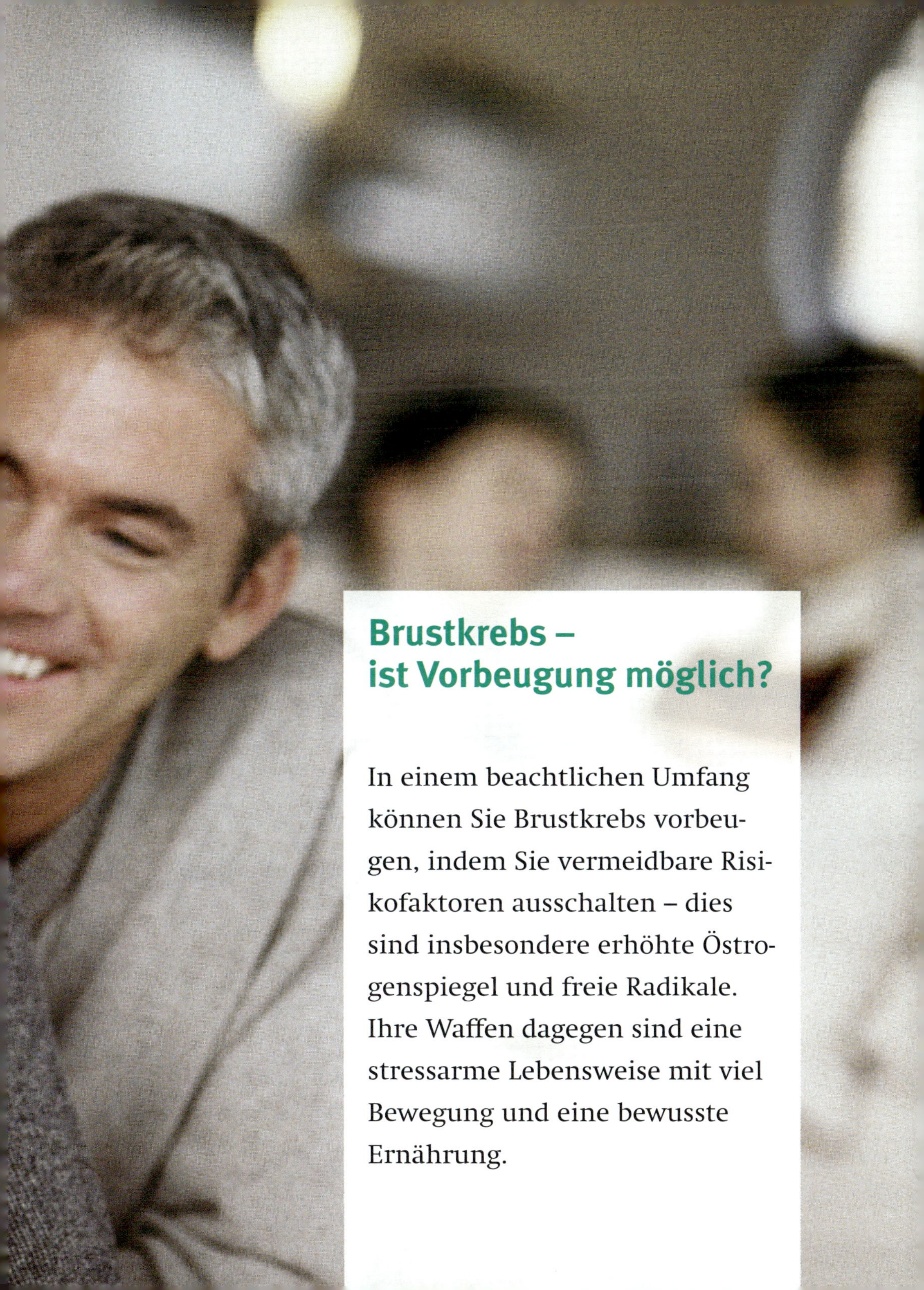

Brustkrebs – ist Vorbeugung möglich?

In einem beachtlichen Umfang können Sie Brustkrebs vorbeugen, indem Sie vermeidbare Risikofaktoren ausschalten – dies sind insbesondere erhöhte Östrogenspiegel und freie Radikale. Ihre Waffen dagegen sind eine stressarme Lebensweise mit viel Bewegung und eine bewusste Ernährung.

Die Zahl der Brustkrebserkrankungen steigt stetig an.

Brustkrebs – kaum eine Erkrankung ist mit derartigen Ängsten und Schrecken verbunden wie gerade dieses Tumorleiden. Die Brust ist in unserer Vorstellungswelt geradezu eine Art Synonym für die lebensspendende Kraft der Frau, gleichzeitig aber auch Attribut ihrer Weiblichkeit und Erotik. Daher hat die Identifikation mit diesem Körperteil für viele Frauen eine ganz persönliche und emotionale Komponente. Umso erschreckender sind die Zahlen über die Krebserkrankung dieses Organs. Jede 9. Frau in Deutschland erkrankt an Brustkrebs. Jahr für Jahr werden fast 50 000 neue Fälle diagnostiziert. Tendenz steigend. In den anderen westlichen Industrienationen ist die Erkrankungshäufigkeit kaum geringer.

Operation und Nachbehandlung stellen eine schwere Belastung für die betroffene Frau dar.

Es ist dabei nicht nur der Tumor an sich, der Angst macht. Die Therapien, die die Diagnose »Brustkrebs« nach sich zieht, sind zumeist kaum weniger Furcht einflößend. Zwar können inzwischen in vielen Fällen verstümmelnde Eingriffe vermieden werden, doch eine Brustkrebsoperation stellt für die betroffene Patientin noch immer ein schweres körperliches und seelisches Trauma dar. Auch gehen mit den häufig erforderlichen Nachbehandlungen wie Chemo- oder Strahlentherapien zumeist gravierende Nebenwirkungen einher.

Kein therapeutischer Durchbruch in Sicht

Je früher der Brustkrebs erkannt wird, umso besser sind die Heilungschancen.

Trotz aller Fortschritte der Medizin in den letzten Jahren, trotz verbesserter Möglichkeiten der Früherkennung, trotz effektiverer Therapien, trotz unermüdlicher Anstrengungen von Wissenschaftlern in aller Welt, trotz Milliarden von Geldern, die in die Erforschung des Brustkrebses investiert wurden – ein entscheidender Durchbruch in der Behandlung dieser Erkrankung lässt sich auch weiterhin nicht verzeichnen. Im Gegenteil: Die Zahl der Brustkrebserkrankungen steigt seit Jahrzehnten kontinuierlich an. Und: Brustkrebs ist noch immer eine Killer-Krankheit. 40 Prozent aller an Brustkrebs erkrankten Frauen sterben letztlich an den Folgen ihres Tumorleidens. Ist der Brustkrebs bereits metastasiert, hat also Tochtergeschwülste in andere Organe abgesetzt, verschlechtert sich die Prognose noch weiter.

Ein zusätzlicher Faktor trägt dazu bei, dass die Angst vor Brustkrebs so verbreitet ist: das Fehlen einer wirksamen Vorbeugung. Natürlich gibt es die gynäkologischen Krebsvorsorgeuntersuchungen. Diese sind außerordentlich wichtig und sollten unbedingt in Anspruch genommen werden. Nur durch sie gelingt es, einen eventuellen Brustkrebs frühzeitig zu entdecken. Die Entdeckung in einem Frühstadium verbessert die Prognose entscheidend und erlaubt es in vielen Fällen, die erforderliche Operation Brust erhaltend durchzuführen.

Nehmen Sie unbedingt die Krebsvorsorgeuntersuchungen in Anspruch!

Früherkennung ist nicht Vorbeugung

Im Gegensatz allerdings zum Gebärmutterhalskrebs, der durch die Abstrichuntersuchung bereits in seinen Vorstufen diagnostiziert und somit wirklich vermieden werden kann, lassen sich Krebsvorstufen beim Brustkrebs nicht erkennen. Insofern handelt es sich bei der gynäkologischen Krebsvorsorge zwar um eine wichtige Früherkennungsuntersuchung, aber eine echte »Vorsorge«, also eine Maßnahme, die verhindert, dass der Tumor überhaupt entsteht, ist sie nicht.

Die Entstehung eines Tumors galt lange Zeit als nicht beeinflussbar.

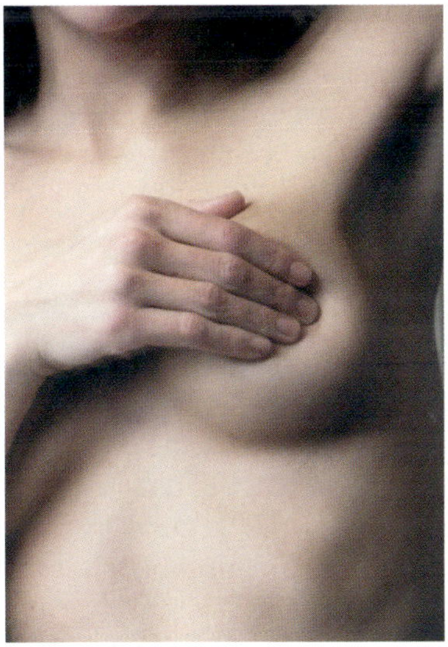

Auch die monatlich empfohlene Selbstuntersuchung der Brust dient lediglich der Früherkennung.

Und dies ist sicherlich mit das Heimtückischste an der Erkrankung Brustkrebs: die Hilflosigkeit, mit der wir ihr gegenüberstehen; das Gefühl, diesem bösartigen Tumor schicksalhaft ausgeliefert zu sein, ohne etwas zur Vorbeugung tun zu können.

Viele andere Erkrankungen haben in den letzten Jahren ja einiges von ihrem Schrecken verloren, weil wir inzwischen wissen, wie wir uns vor ihnen schützen können. Gegen die meisten Infektionskrankheiten sind wirksame Impfungen möglich. Wir wissen, dass derjenige, der eine geschädigte Leber hat, seinen Alkoholkonsum reduzieren muss. Wer nicht an Lungenkrebs sterben will, sollte das Rauchen aufgeben, und wer eine HIV-Infektion vermeiden möchte, sollte beim Sex mit unbekannten Partnern auf Kondome nicht verzichten.

Gelungene Prävention: Beispiel Herzinfarkt

Eine Änderung des Lebensstils kann häufig dazu beitragen, Erkrankungen mit schwer wiegenden Folgen zu vermeiden.

Gelegentlich sind auch umfassendere Änderungen des Lebensstils erforderlich, um schwer wiegende Erkrankungen zu vermeiden. Ein Beispiel ist der Herzinfarkt. Vor allem für Männer war er lange Zeit die Killer-Krankheit Nummer eins. Durch intensive Forschung gelang es jedoch, jene Risikofaktoren zu identifizieren, die ein erhöhtes Infarktrisiko bedingen. Dazu gehören z. B. ein erhöhter Blutdruck, Fettstoffwechselstörungen oder die Arterienverkalkung. Gleichzeitig mit der Identifizierung dieser Risikofaktoren wurden Präventionsprogramme entwickelt, um diese Faktoren gezielt zu minimieren und somit die Häufigkeit von Herzinfarkten zu senken. Diese Vorbeugung kann z. B. in der Einnahme bestimmter Medikamente zur Senkung des Blutdruckes bzw. des Cholesterinspiegels beste-

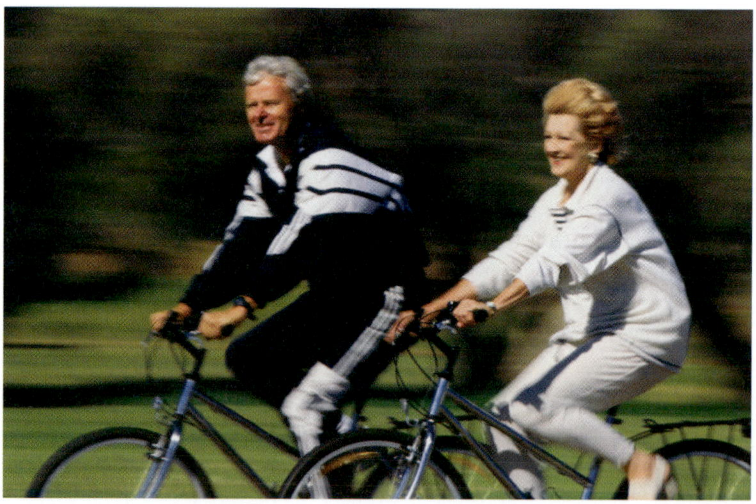

Mit regelmäßiger körperlicher Aktivität fördern Sie Ihre Gesundheit.

hen. In den meisten Fällen sind es jedoch nicht Medikamente, die empfohlen werden, sondern eine Änderung des Lebensstils. Stressabbau, vermehrte körperliche Betätigung und eine Umstellung der Ernährungsgewohnheiten stehen an erster Stelle der Kampagne »Kampf dem Herztod«. Wie erfolgreich diese Kampagne ist, lässt sich inzwischen an konkreten Zahlen ablesen. Seit den 70er-Jahren sinkt die Herzinfarktrate bei Männern kontinuierlich.

Und hier kommt die gute Nachricht: Auch Brustkrebs ist vermeidbar. Immer mehr wissenschaftliche Studien belegen: Ähnlich wie beim Herzinfarkt spielt auch bei der Vermeidung von Brustkrebs die persönliche Lebensweise, allem voran die Ernährung, eine entscheidende Rolle. Ein eindrucksvolles Beispiel bekräftigt diese These: Japanerinnen haben im Vergleich zu Amerikanerinnen und Europäerinnen ein etwa 5fach niedrigeres Risiko, an Brustkrebs zu erkranken. Lange Zeit hielt man diese Tatsache für genetisch bedingt. Japanerinnen genössen durch ihre Erbanlagen einen besseren Schutz vor Brustkrebs, lautete die gängige These.

Bei der Vermeidung von Brustkrebs ist die Ernährung von besonderer Bedeutung.

Warum erkranken Japanerinnen so selten an Brustkrebs?

Im Rahmen mehrerer groß angelegter so genannter Migrationsstudien untersuchte man dann jedoch Japanerinnen, die in die Vereinigten Staaten oder andere Länder der westlichen Welt ausgewandert waren. Und siehe da: Je länger die Japanerinnen im Westen lebten und dabei ihre traditionellen Lebens- und Ernährungsgewohnheiten aufgaben, umso höher stieg ihre Rate an Brustkrebs. Die Töchter japanischer Auswanderinnen, die bereits in der neuen Wahlheimat aufgewachsen waren, unterschieden sich in ihrer Brustkrebsrate schon nicht mehr von ihren westlichen Geschlechtsgenossinnen.

Die japanische Küche mit ihrer Verwendung von viel Soja ist der Grund für das niedrige Bustkrebsrisiko japanischer Frauen.

Es ist also durchaus nicht die »Genetik«, die Japanerinnen in ihrem Mutterland vor Brustkrebs schützte. Es ist – auch dies hat die Wissenschaft inzwischen herausgefunden – hauptsächlich die traditionelle japanische Ernährung. Japans Küche gilt

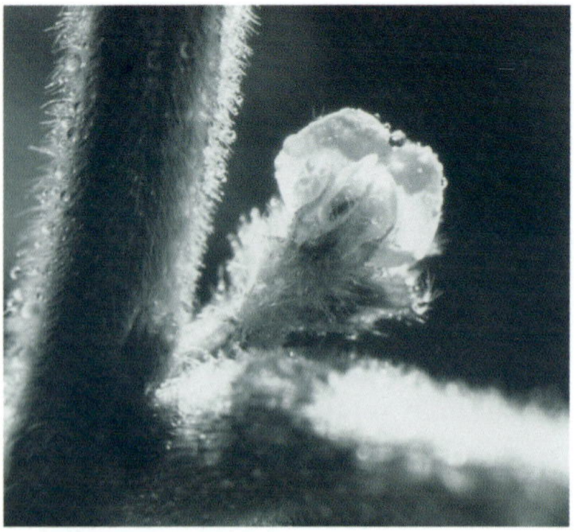

Eine Sojablüte. Soja ist das Nahrungsmittel mit der bei weitem höchsten Konzentration an Phytoöstrogenen.

als die gesündeste der Welt, und das aus mehreren Gründen: Sie ist extrem fettarm, verwendet viele pflanzliche Nahrungsmittel und bevorzugt eher Fisch als Fleisch. Vor allem aber verwendet sie als Grundnahrungsmittel ein Produkt, das inzwischen Wissenschaftler in aller Welt beschäftigt und zu den vielversprechendsten Krebs vorbeugenden Substanzen überhaupt zählt: Soja.

Die Rolle der Phytoöstrogene

Warum Soja nicht nur allgemein gesund ist, sondern offensichtlich gezielt krebsprophylaktisch wirkt, hat man inzwischen ebenfalls entschlüsseln können. Soja enthält so genannte Phytoöstrogene, die auch unter ihrem biochemischen Namen als Isoflavone bekannt sind. Phytoöstrogene sind dem Östrogen verwandte Pflanzenstoffe, die im Körper hormonartige Wirkungen entfalten. Das Interessante an diesen Substanzen ist: Sie wirken nicht so sehr wie die klassischen Östrogene, sondern eher wie eine neue Substanzgruppe, die die pharmakologische Forschung erst in jüngster Zeit entwickelt und auf den Markt gebracht hat: SERMs.

Der Begriff Phytoöstrogene setzt sich aus griechisch »phyto« für Pflanze und Östrogene, der Bezeichung für die weiblichen Geschlechtshormone, zusammen.

Die Wirkung der SERMs

SERM ist die Abkürzung für »Selektive Estrogen-Rezeptor-Modulatoren« und bedeutet, dass diese Substanzen ihre Östrogenwirkungen nur an jenen Organsystemen entfalten, an denen diese auch erwünscht sind, z. B. am Skelett zur Osteoporoseprophylaxe oder an Herz und Gefäßen, um der Arteriosklerose vorzubeugen. Am Brustdrüsengewebe hingegen, wo zu hohe Östrogenkonzentrationen das Krebswachstum fördern können, wirken SERMs als Östrogenblocker. Auf diese Weise können sie das Brustkrebsrisiko erheblich senken.

SERMs zählen zu den ersten Medikamenten, mit denen eine echte Krebsprophylaxe möglich ist. Wir werden im Kapitel »Chemoprävention – Medikamente zur Vorbeugung von Brustkrebs« ab Seite 101 über diese neuen Präparate berichten und Empfehlungen aussprechen, für wen diese Medikamente sinnvoll sind. Vor allem werden wir darauf eingehen, wie Sie eine SERM-Prophylaxe auch ohne Medikamente vornehmen können, nämlich durch die Zufuhr der in pflanzlichen Nahrungsmitteln enthaltenen Phytoöstrogene.

Freie Radikale

Während Hormone eine entscheidende Rolle beim Wachstum des Brustkrebses spielen, sind für die eigentliche Krebsentstehung andere Mechanismen verantwortlich. Eine Schlüsselstellung kommt dabei den so genannten »freien Radikalen« zu, aggressiven Molekülverbindungen, welche die Erbinformation der Zelle schädigen und damit jenes unkontrollierte Zellwachstum auslösen können, das eine gutartige Zelle in eine Krebszelle umwandelt.

Eine entscheidende Rolle für die Krebsentstehung spielen die »freien Radikalen«, die eine Veränderung der Erbsubstanz auslösen können.

Die Bildung freier Radikale zu verhindern bzw. entstandene unschädlich zu machen ist somit ein wesentlicher Faktor der Krebsprävention. Von den Vitaminen A, C und E weiß man schon länger, dass sie wirksame Radikalenfänger sind. Aber auch auf diesem Gebiet hat die Wissenschaft neue Substanzen entdeckt, deren Wirksamkeit als Radikalenfänger die der genannten Vitamine um ein Vielfaches übertrifft. Bei diesen Substanzen handelt es sich ebenfalls nicht um Medikamente, sondern um so genannte »sekundäre Pflanzenstoffe«, also Bestandteile unserer Ernährung. Wir werden Ihnen diese neuen »Super-Antioxidanzien« und die Nahrungsmittel, in denen sie enthalten sind, detailliert vorstellen.

Phytoöstrogene sind hoch wirksame Radikalenfänger.

Das NCP-Ernährungsprogramm

Die Komponenten, auf denen das in diesem Buch vorgestellte Brustkrebs-Vorbeugeprogramm beruht, sind:

Wirkungen

- Vermeidung der Krebsentstehung durch verminderte Aufnahme von Krebs auslösenden Substanzen (Karzinogenen) und Abfangen von freien Radikalen.

- Beeinflussung des körpereigenen Östrogenstoffwechsels und Absenkung überhöhter Östrogenspiegel.
- Hemmung des Krebswachstums durch Blockade von Tumorrezeptoren und Ausschaltung Krebs fördernder Wachstumsfaktoren.

Grundlage

Experten sind der Ansicht, dass sich hierdurch 30 bis 50 Prozent aller Brustkrebserkrankungen vermeiden lassen. Manche sprechen sogar von bis zu 70 Prozent. Neben bestimmten Modifikationen des Lebensstils beruht das hier vorgestellte Programm ausschließlich auf der Zufuhr von Stoffen, die in unserer Nahrung enthalten sind. Daher die Bezeichnung NCP: Nutritional Cancer Prevention, das heißt Krebsprävention durch Ernährung.

Nutzen

NCP setzt die vielfältigen neuen Erkenntnisse über die Zusammenhänge von Ernährung und Gesundheit um in ein Programm, mit dem Sie Ihr persönliches Brustkrebsrisiko gezielt senken können. Gleichzeitig werden Sie von den vielen weiteren gesundheitsfördernden Begleiteffekten dieses Programms profitieren.

Ein Programm auch für bereits an Brustkrebs erkrankte Frauen

Primär- und Sekundärprävention

Prävention richtet sich zunächst einmal an Gesunde, die gesund bleiben bzw. einer Erkrankung gezielt vorbeugen wollen. In der Medizin bezeichnet man das als Primärprävention. Aber es gibt auch die so genannte Sekundärprävention. Diese richtet sich an bereits Erkrankte, die ein erneutes Auftreten der Erkrankung (Rezidiv) vermeiden oder ein weiteres Fortschreiten (Progression) verhindern wollen.

Kein Ersatz für Chemo-, Strahlen- oder Hormontherapien

Für den Brustkrebs gilt dies in ganz besonderem Maße. Keinesfalls ersetzt das NCP-Programm notwendige Nachbehandlungen wie Chemo-, Strahlen- oder Hormontherapien. Krebs ist – einmal ausgebrochen – eine aggressive Erkrankung, die häufig auch aggressive Therapien erforderlich macht. Aber selbst nach dem Abschluss solcher Therapien bleibt ein Unsicherheitsfaktor. Ein Rezidiv oder gar eine Metastasierung ist weiterhin möglich. Auch haben Frauen, die in einer Brust ein Mammakarzinom entwickelt haben, ein deutlich erhöhtes Risiko, in der anderen Brust ein so genanntes Zweitkarzinom zu bekommen. Prävention ist also auch hier das Gebot der Stunde – deshalb wendet sich das NCP-Programm auch ganz gezielt an Frauen, die bereits an Brustkrebs erkrankt sind.

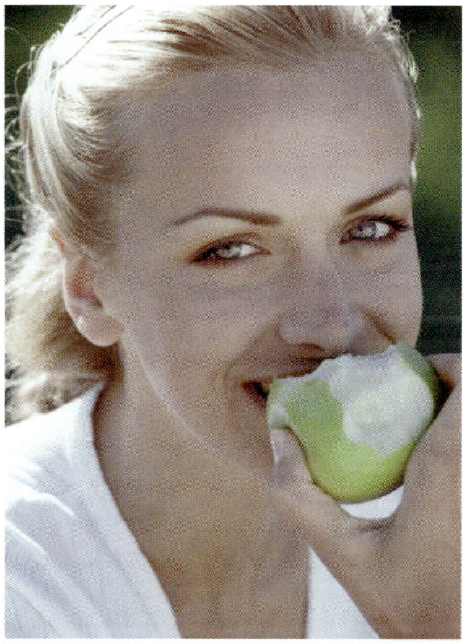

Das Motto des englischen Sprichwortes »One apple a day, keeps the doctor away« ist heute nicht mehr ausreichend. Experten empfehlen 5 Portionen Obst bzw. Gemüse pro Tag.

Krebs vorbeugende Substanzen in unseren Nahrungsmitteln

»Eure Nahrungsmittel sollen eure Heilmittel und eure Heilmittel eure Nahrungsmittel sein«, hat bereits Hippokrates, der Urvater aller Ärzte, gefordert. In der östlichen, vor allem in der traditionellen chinesischen Medizin ist das Wissen um die Heilkraft der Nahrung nie verloren gegangen. In der westlichen Medizin dagegen wurde die »Kräutermedizin« lange belächelt.

Das ändert sich jetzt. Wissenschaftliche Arbeiten über »sekundäre Pflanzenstoffe« und Krebs vorbeugende Substanzen in Nahrungsmitteln erscheinen nicht länger in alternativ angehauchten Blättchen zweifelhafter Reputation, sondern in den angesehensten Wissenschaftsmagazinen der Welt. Auf internationalen Kongressen diskutieren Spitzenforscher über Soja, Brokkoli und Fischöl zur Krebsprävention. Das National Cancer Institute der USA, eines der renommiertesten Krebsforschungsinstitute, sieht das Thema Krebsprävention durch gezielte Ernährung inzwischen als eines seiner wesentlichen Aufgabenfelder. »Foods are drugs without the side-effects« – Nahrungsmittel sind Medikamente ohne Nebenwirkungen, lautet die neue Erkenntnis amerikanischer Ernährungswissenschaftler. Diese Erkenntnis lässt sich bereits heute umsetzen in ein konkretes Programm zur Brustkrebsprävention, das NCP-Ernährungsprogramm. Das vorliegende Buch macht Sie mit diesem Programm vertraut.

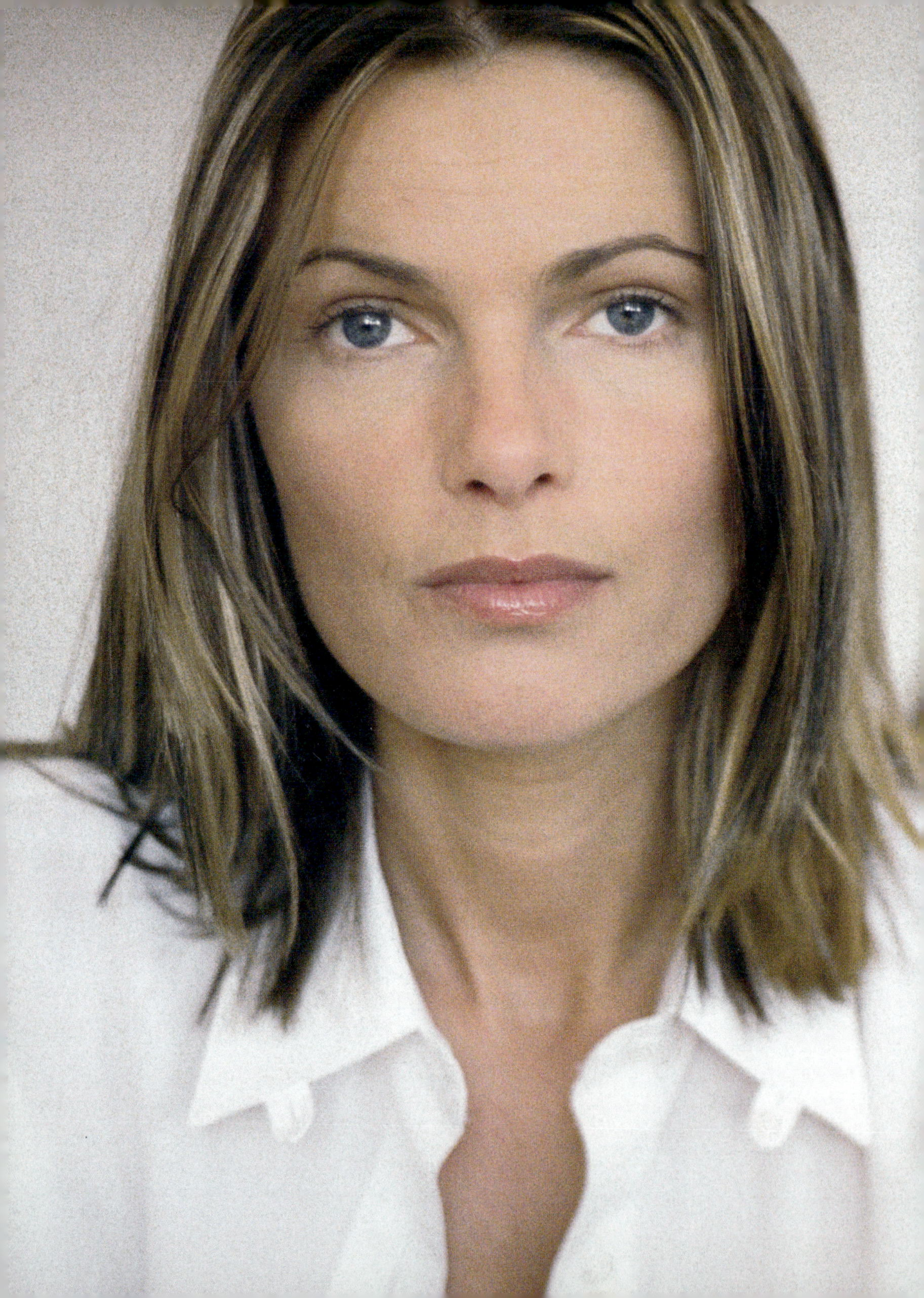

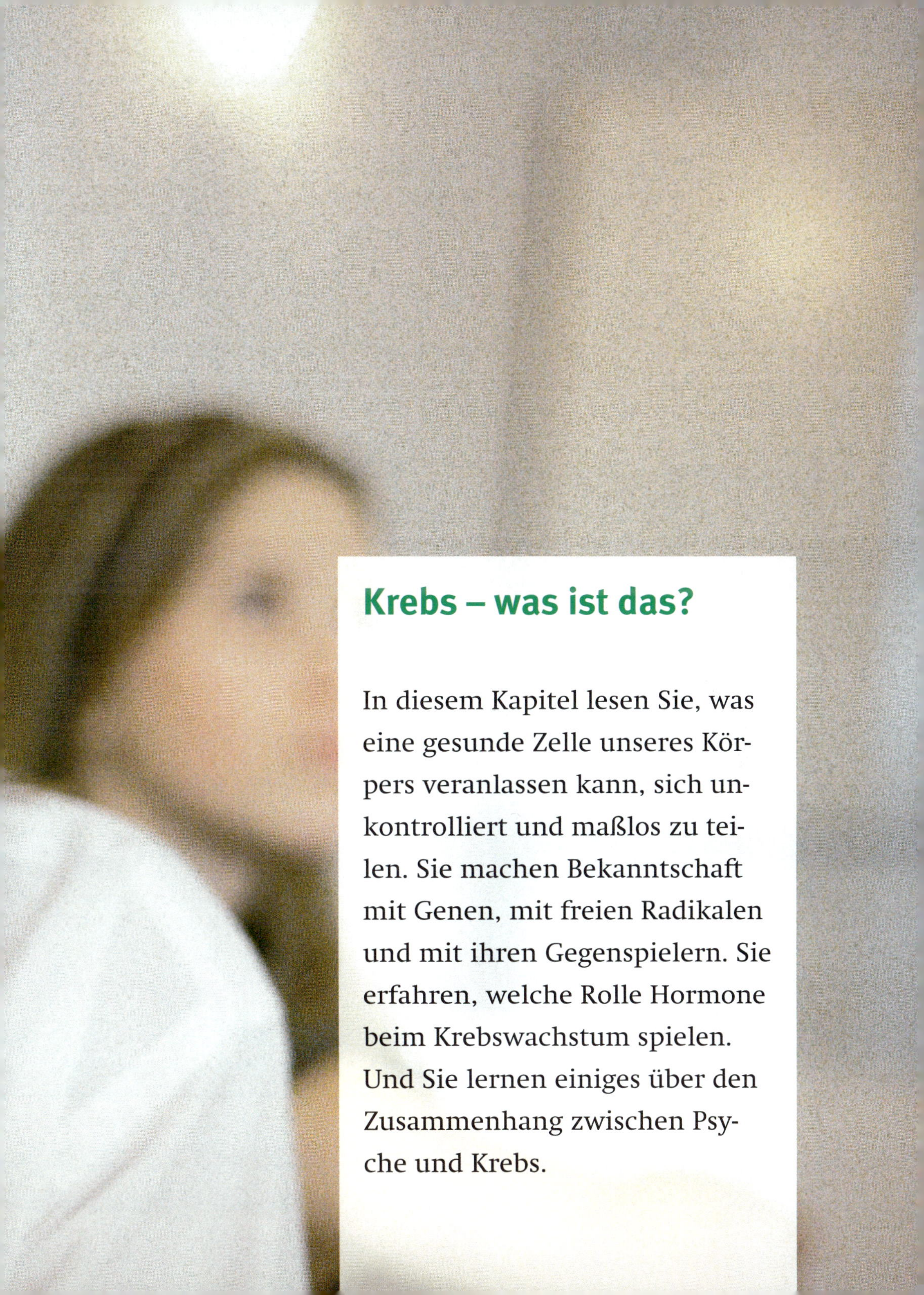

Krebs – was ist das?

In diesem Kapitel lesen Sie, was eine gesunde Zelle unseres Körpers veranlassen kann, sich unkontrolliert und maßlos zu teilen. Sie machen Bekanntschaft mit Genen, mit freien Radikalen und mit ihren Gegenspielern. Sie erfahren, welche Rolle Hormone beim Krebswachstum spielen. Und Sie lernen einiges über den Zusammenhang zwischen Psyche und Krebs.

Wie entsteht Krebs? – Die Rolle der Gene und der freien Radikale

Krankheitserreger wie Viren oder Bakterien sind fremde Erreger, die gezielt bekämpft werden können.

Infektionskrankheiten sind einfach zu verstehen. Ein Krankheitserreger – z. B. ein Bakterium oder ein Virus – dringt in den Körper ein, vermehrt sich und beeinträchtigt entweder durch seine große Zahl oder durch seine Stoffwechselprodukte die normalen Abläufe in unserem Organismus – wir werden krank. Da sich dieser fremde Erreger in seinem Aufbau von unseren Körperzellen deutlich unterscheidet, können wir ihn gezielt bekämpfen, z. B. Bakterien durch Antibiotika. Oder wir können unser Immunsystem darauf trainieren, den Erreger aufgrund seines Fremdeiweißes frühzeitig zu erkennen und gezielt auszuschalten. Dies erreichen wir z. B. durch eine Impfung, die hauptsächlich gegen Viren eingesetzt wird.

Krebszellen sind körpereigene Zellen; dies erschwert eine gezielte Behandlung.

Bei einer Krebserkrankung ist die Sache deutlich komplizierter. Der Grund: Krebszellen sind keine fremden, sondern körpereigene Zellen, die sich lediglich durch ihr unkontrolliertes Wachstum von gesunden Zellen unterscheiden. Das macht es für unser Immunsystem so schwierig, Krebszellen zu erkennen, und das macht es für den Arzt so problematisch, Krebs gezielt zu behandeln, ohne dabei gleichzeitig auch gesundes Körpergewebe zu schädigen.

Der genetische Code

Was aber ist eigentlich dafür verantwortlich, dass aus einer ganz normalen Körperzelle eine Krebszelle entsteht, die durch ihr unkontrolliertes und aggressives Wachstum unsere Gesundheit und letztendlich sogar unser Leben bedroht? Um diese Frage zu beantworten, müssen wir bis in die kleinsten, molekularen Strukturen unseres Körpers vordringen und uns in die eigentliche Steuerzentrale der Zelle, ihren Kern, begeben.

In jedem Zellkern ist die gesamte Erbinformation unseres Körpers gespeichert.

Jeder Zellkern enthält – angeordnet auf 23 Paaren von Chromosomen (den Trägern der Gene) – den gesamten Bauplan unseres Körpers, unseren genetischen Code, der auch als »Genom« bezeichnet wird. Rund 40 000 einzelne Gene oder Erbfaktoren machen die Gesamtheit dieses Genoms aus. Jedes Gen enthält detaillierte »Arbeitsanweisungen«, die den einzelnen Körperzellen genau vorschreiben, was sie zu tun haben. Daraus ergibt sich auch die Arbeitsteilung der Zellen und Organe, sonst würden uns vielleicht anstelle der Fingernägel Haare wachsen. Abgespeichert ist der genetische Code auf einem langen, spiralförmig gewundenen Molekül, das den Namen Desoxyribonukleinsäure (englisch abgekürzt: DNA) trägt.

In jedem Zellkern unserer etwa 300 Billionen Körperzellen findet sich ein solches DNA-Molekül mit dem gesamten Bauplan unseres Körpers. Teilt sich die Zelle, so muss auch dieser Bauplan verdoppelt werden, damit jede neue Zelle wieder mit der kompletten DNA ausgestattet ist. Während der Teilung ist es daher erforderlich, eine vollständige »Abschrift« des genetischen Codes zu erstellen.

Mit jeder Zellteilung wird auch die Erbinformation kopiert.

Mutationen – fehlerhafte Abschriften

Und das ist der kritische Punkt. Wir kennen das Problem aus unserem täglichen Leben, beispielsweise aus der Bürotätigkeit. Bei einer Abschrift können Fehler entstehen; je länger die Abschrift, umso mehr. Das ist bei der Abschrift des genetischen Codes nicht anders. Hier nennt man diese Fehler Mutationen (Erbänderungen). In den meisten Fällen wirken sich diese Mutationen nicht weiter aus, z. B. wenn sie unbedeutende Informationen betreffen. Darüber hinaus gibt es auch noch so genannte Reparaturenzyme, die die Abschrift ständig kontrollieren und eventuell entstandene Fehler sofort korrigieren. Auch die Natur hat ihr Tipp-Ex.

Wird jedoch durch eine Mutation ein wichtiger Teil des Gens – z. B. die Informationssequenz über die Steuerung des Zellwachstums – verändert und diese Veränderung nicht durch Reparaturenzyme korrigiert, so können die Folgen katastrophal sein. Die entsprechende Zelle koppelt sich von ihrer zentralen Steuerung ab und beginnt, sich ungehemmt und ohne Rücksicht auf ihre Nachbarzellen zu vermehren. Ein Krebs ist entstanden.

Eine fehlerhafte Kopie der Erbinformation kann zu Mutationen führen – die Zelle gerät außer Kontrolle und vermehrt sich ungehemmt.

Gene steuern das Krebswachstum

In den letzten Jahren hat man einige Gene identifiziert, die bei der Krebsentstehung offensichtlich eine ganz besondere Rolle spielen, die so genannten Regulationsgene. Sie unterteilen sich in Onkogene (griechisch onkos: Krebs) und Tumorsuppressorgene. Die Onkogene sind Wachstumsgene, die in den Körperzellen eine rasche Teilung bewirken. Sie sind vor allem während der Phase der Kindheit und des Wachstums wichtig. Ist der Organismus ausgewachsen, stellen sie ihre Tätigkeit weitgehend ein. Eine Mutation an einem solchen Onkogen kann bewirken, dass dieses wieder »anspringt« und die von ihm gesteuerten Zellen zu einem permanenten Wachstum anregt.

Einen noch entscheidenderen Anteil an der Krebsentstehung haben offensichtlich die Tumorsuppressorgene. Wie der Name bereits sagt, besteht ihre hauptsächliche Aufgabe darin, die Zellteilung zu unterdrücken (supprimieren). Auch diese Gene können durch Mutationen geschädigt werden mit der Folge, dass die von ihnen kontrollierten Zellen sich ungehemmt zu teilen beginnen.

Gentests zur Ermittlung des Brustkrebsrisikos

Die Tatsache, dass Brustkrebs familiär gehäuft auftritt und damit eine deutliche genetische Komponente aufweist, ist seit langem bekannt. Erkrankt eine Verwandte ersten Grades (Mutter oder Schwester) an Brustkrebs, so erhöht das Ihr persönliches Risiko um das Drei- bis Vierfache. Die Risikoerhöhung ist dabei umso ausgeprägter, je jünger die Verwandte bei Ausbruch der Erkrankung war. Sehr spät auftretende Karzinome (»Alterskrebse«) gehen nur mit einer geringen genetischen Belastung einher.

BRCA

Brustkrebsrisiko bei den Genen BRCA I und II

Anfang der 90er-Jahre wurden zwei Gene entdeckt, deren Mutation mit einem deutlich erhöhten Brustkrebsriskio einhergeht. Es handelt sich dabei um besondere Formen der bereits erwähnten Tumorsuppressorgene, welche man als BRCA I und

BRCA II bezeichnet (als Abkürzung des englischen Ausdrucks BReast CAncer). Trägerinnen dieser Gene haben ein Risiko von etwa 50 Prozent, dass sie bis zum 50. Lebensjahr erkranken, und von etwa 80 Prozent, dass sie bis zum 75. Lebensjahr einen Brustkrebs entwickeln. Auch das Risiko für die Entstehung eines Eierstockskrebses ist bei diesen Frauen deutlich erhöht.

Test auf BRCA?

Glücklicherweise ist diese genetische Veränderung aber sehr selten. Insgesamt zeichnet sie nur für etwa 5 Prozent aller Brustkrebsfälle verantwortlich. Es ist deshalb in keiner Weise sinnvoll, einen Test auf BRCA allgemein zu empfehlen. Er sollte tatsächlich nur bei solchen Frauen durchgeführt werden, die eine ausgeprägte familiäre Brustkrebsbelastung aufweisen, bei denen also mindestens zwei Verwandte ersten Grades erkrankt sind.

Was tun bei einer Mutation?

Außerordentlich schwierig ist natürlich auch die Frage nach den Konsequenzen bei einer nachgewiesenen Mutation. Die Empfehlungen reichen von einer engmaschigen Überwachung bis hin zur prophylaktischen Entfernung beider Brüste. Die Entscheidung kann nur nach intensiver Beratung und Einbeziehung zusätzlicher persönlicher Faktoren getroffen werden. Die Deutsche Krebshilfe hat hierzu bundesweit zwölf spezialisierte Beratungsszentren geschaffen, die betroffenen Frauen qualifizierte Hilfe anbieten. Die Adressen können über die Zentrale der Deutschen Krebshilfe (siehe Anhang) erfragt werden.

Karzinogene – Krebsauslöser in unserer Umwelt

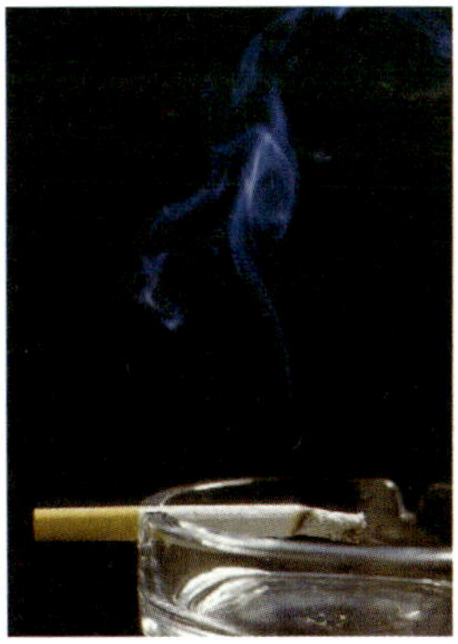

Mutationen an Genen können auch durch Krebs erzeugende Stoffe wie Nikotin oder Asbest ausgelöst werden.

Wie wir gesehen haben, ist also der entscheidende Faktor für die Krebsentstehung eine Mutation bestimmter Gene. Bleibt noch die Frage zu beantworten: Wie kommt es zu diesen Mutationen? Von einigen Stoffen, z. B. dem Nikotin, dem Asbest oder auch von radioaktiven Strahlen weiß man, dass sie Krebs auslösend wirken können. Wir sprechen in diesem Zusammenhang auch von Karzinogenen, Krebs erzeugenden Stoffen. Viele dieser Karzinogene sind aber zu groß, um direkt bis in den Zellkern vordringen und dort eine Schädigung auslösen zu können. Sie müssen ihre Wirkung also über wesentlich kleinere Substanzen entfalten. Um die Frage zu klären, müssen wir auch hier die Molekularbiologie zu Rate ziehen und bis in die atomaren Strukturen des Lebens vordringen. Dort stoßen wir auf Moleküle, die die Wissenschaft in den letzten Jahren als den offensichtlich entscheidenden Faktor nicht nur für die Krebsentstehung, sondern für viele weitere Erkrankungen, ja sogar für den Alterungsprozess als solchen erkannt hat: freie Radikale.

Auch Moleküle sind nicht gern allein

Erinnern Sie sich noch an Ihren Chemieunterricht? Bestimmte chemische Elemente, z. B. Sauerstoff oder Wasserstoff, liegen fast niemals einzeln vor. Sie verbinden sich entweder mit einem gleichartigen Element oder bilden mit einem oder mehreren anderen Elementen eine neues Molekül. Der Sauerstoff zum Beispiel begegnet uns zumeist in reiner Form als O_2 oder er verbindet sich mit zwei Wasserstoffatomen zu H_2O, unserem Wasser.

Als O_2 und H_2O liegt der Sauerstoff in einer stabilen Verbindung vor. Durch bestimmte chemische Reaktionen (Oxidation, d. h. Aufnahme von Sauerstoff bzw. Abgabe von Wasserstoff, oder Reduktion, d. h. Abgabe von Sauerstoff bzw. Aufnahme von Wasserstoff) können diese Verbindungen jedoch aufgespalten werden. Die dabei frei werdenden Sauerstoffatome sind sozusagen hochgradig bindungsbegierige »Singles«.

Wie sicher sind unsere körpereigenen »Kraftwerke«?

Nun ist dieser Prozess der Oxidation durchaus nicht nur negativ zu sehen. Im Gegenteil: Bei der Spaltung chemischer Verbindungen wird Energie freigesetzt, und Energie ist die Grundvoraussetzung des Lebens überhaupt. Letztendlich existieren wir alle nur, weil unser Körper im Stande ist, Sauerstoff zu verbrennen und die dabei gewonnene Energie für seinen Stoffwechsel zu nutzen. In unseren Zellen gibt es dafür bestimmte Strukturen, die so genannten Mitochondrien. In diesen »Kraftwerken der Zelle« verläuft die Oxidation von Sauerstoff unter kontrollierten Bedingungen. Freie Radikale, die bei diesem Prozess anfallen, werden zumeist an Ort und Stelle neutralisiert.

Aggressive Singles

Der Begriff »freie Radikale«, den wir für solche Verbindungen gebrauchen, drückt bereits eine ihrer wesentlichen Charaktereigenschaften aus. Freie Radikale sind höchst instabile und außerordentlich aggressive Substanzen, chemische Singles, die alles daran setzen, einen neuen Partner zu finden. Was sie so gefährlich macht, ist die Rücksichtslosigkeit, mit der sie bei dieser Partnersuche vorgehen. Freie Radikale wandern nicht etwa im Körper umher, bis sie zufällig einen zweiten Single treffen, mit dem sie sich verbinden können. Sie nehmen sich stattdessen einfach den nächstbesten Partner dort, wo sie ihn finden. Zumeist ist es dazu erforderlich, diesen Partner einer anderen stabilen Verbindung zu entreißen. Als Folge davon werden nicht nur bestehende chemische Strukturen zerstört. Es entstehen auch neue labile Verbindungen, die ihrerseits als freie Radikale wirken können. So kommt es zu einer chemischen Kettenreaktion: ein fallendes Dominosteinchen wirft das nächste um.

Immer wieder gelingt es jedoch freien Radikalen, die Mitochondrien zu verlassen und dann außerhalb dieser Zellorganellen ihr Zerstörungswerk zu verrichten. Neben diesen »Abfallprodukten der Energieerzeugung« können aber auch viele andere chemische Substanzen in unserem Körper zu freien Radikalen werden, wobei bestimmte Umwelteinflüsse wie UV-Licht, Zigarettenrauch oder Umweltgifte die Entstehungsrate dieser aggressiven Moleküle enorm beschleunigen können.

Bei der Oxidation von Sauerstoff entstehen freie Radikale, die andere chemische Verbindungen zerstören.

Freie Radikale – Ursache für das Altern

In ihrer hemmungslosen Reaktionsfreudigkeit zerstören freie Radikale buchstäblich alles, was ihnen an chemischen Verbindungen in den Weg kommt: Proteine, Fette und Kohlenhydrate. Sie schädigen somit letztendlich sämtliche Gewebe und Organe unseres Körpers, spielen beispielsweise eine wesentliche Rolle bei der Arterienverkalkung und sind der eigentliche Grund dafür, dass wir altern. Eine faltige Haut und verkalkte Arterien sind allerdings nicht der einzige Flurschaden, den die aggressiven Moleküle hinterlassen. Freie Radikale greifen auch die DNA, also unser Erbgut an. Vor allem das Guanin, ein wichtiger

Freie Radikale spielen eine entscheidende Rolle bei der Krebsentstehung.

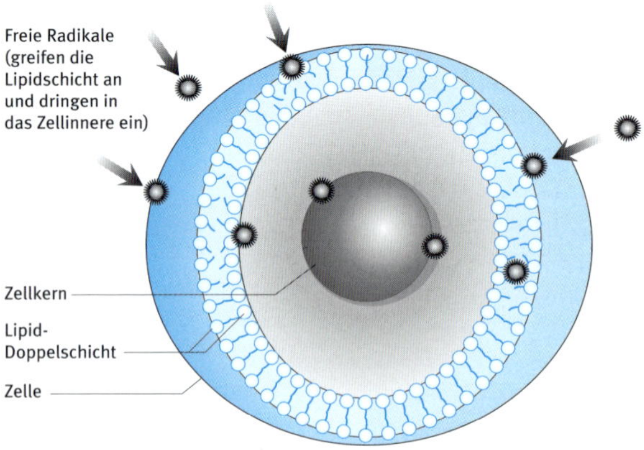

Schädigung einer Zelle durch freie Radikale.

Baustein der DNA, wird durch ein Radikal mit dem Namen Hydroxyl geschädigt. So sind freie Radikale letztendlich auch für jene Mutationen mitverantwortlich, die wir als den eigentlichen Auslöser einer Krebserkrankung identifiziert haben.

Die Wirkung freier Radikale können Sie übrigens auch mit dem bloßen Auge studieren. Schneiden Sie einmal einen Apfel oder eine Banane durch und lassen Sie die angeschnittenen Stücke offen liegen. Binnen kurzer Zeit färbt sich die Oberfläche braun. Der Grund: Freie Radikale zerstören die oberflächlichen Zellschichten der Frucht, und im Rahmen einer so genannten Glykosilierungsreaktion stellt sich dann die Braunfärbung ein.

Radikalenfänger

Zitronensaft enthält eine große Menge an Vitamin C, ein wirksamer »Radikalenfänger« oder chemisch ausgedrückt: ein oxidationshemmendes Mittel oder Antioxidans. Und damit wären wir bei jenen Stoffen, mit denen sich der Körper gegen die freien Radikale schützt. Es ist nämlich durchaus nicht so, dass unser Organismus dem Zerstörungswerk dieser Moleküle hilflos ausgeliefert wäre. Gegen jede Gefahr, die ihr droht, entwickelt die Natur entsprechende Abwehrmechanismen; im Falle der freien Radikale sind dies die so genannten Antioxidanzien.

So bezeichnen wir chemische Verbindungen, die in der Lage sind, die zerstörerischen Singlemoleküle zu binden und so zu neutralisieren. Zu diesen Antioxidanzien gehören bestimmte Vitamine und Spurenelemente, aber auch komplexe Enzymsysteme im Inneren unserer Zellen. Einige der wirkungsvollsten Antioxidanzien wurden erst kürzlich entdeckt. Es handelt sich dabei um so genannte sekundäre Pflanzenstoffe (z. B. Bioflavonoide). Dies sind Substanzen, mit denen sich die Pflanzen ihrerseits vor dem Einfluss der freien Radikale aus ihrer Umgebung schützen.

Eine erfahrene Hausfrau weiß allerdings auch, wie sie diesen unerwünschten Effekt, z. B. in einem Fruchtsalat, vermeiden kann. Sie beträufelt das angeschnittene Obst einfach mit Zitronensaft. Zitronensaft enthält hohe Mengen an antioxidativem Vitamin C, einem der bekanntesten »Radikalenfänger«. Und schon haben wir ein erstes praktisches Beispiel dafür, wie sich über den gezielten Einsatz von Nahrungsmitteln biologische Abläufe beeinflussen lassen: die Zugabe eines antioxidativen Vitamins als Anti-Aging-Maßnahme für den Obstsalat. Doch die Wirkung von Antioxidanzien geht noch weiter.

Biologische Schlachten

Freie Radikale werden durch Antioxidanzien neutralisiert, so dass im Organismus ein Gleichgewicht herrscht.

Dachte man noch vor wenigen Jahrzehnten, Krebs sei die Folge einer einzelnen verhängnisvollen Mutation in irgendeiner Zelle unseres Organismus, so hat sich diese Vorstellung in den letzten Jahren völlig gewandelt. Heute geht man davon aus, dass es überall in unserem Körper permanent zu Zellschädigungen und Mutationen kommt, die aber durch entsprechende Reparaturenzyme wieder korrigiert werden. Millionen und Abermillionen von freien Radikalen greifen fortwährend unsere Zellen an – und werden durch eine Armee von Antioxidanzien neutralisiert. Tag für Tag toben also in unserem Körper gewaltige biologische Schlachten. Dabei befinden sich Zerstörung und Wiederaufbau in einem gesunden Organismus weitgehend im Gleichgewicht.

Dieses Gleichgewicht ist allerdings äußerst labil. Eine Veränderung der äußeren Einflüsse, z. B. eine vermehrte Zufuhr von Karzinogenen, kann zu einem Überwiegen der freien Radikale führen. Degenerative Erkrankungen, ein beschleunigter Alterungsprozess und im Extremfall die Entstehung von Krebs sind die Folgen.

Vermehrte Zufuhr von Antioxidanzien kann einer Krebsentstehung vorbeugen.

Andererseits haben wir es aber auch in der Hand, gewisse äußere Einflüsse, z. B. unsere Ernährung und unseren Lebensstil, so zu gestalten, dass die gesunderhaltenden Kräfte unseres Organismus davon profitieren. Mehr noch: Durch die gezielte Zufuhr zusätzlicher Antioxidanzien können wir dafür sorgen, freie Radikale nachhaltiger zu neutralisieren und damit einer

Krebsentstehung vorzubeugen. Das »Absenken der oxidativen Belastung« durch die gezielte Unschädlichmachung freier Radikale ist ein wesentlicher Punkt des NCP-Ernährungsprogramms. Im Abschnitt »Die Krebsentstehung vermeiden – antioxidative Vitamie und sekundäre Pflanzenstoffe« ab Seite 57 erfahren Sie, welche Substanzen dazu besonders geeignet sind.

Exkurs

Psyche, Immunsystem und Krebs

In den 80er-Jahren machte das Wort von der »Krebspersönlichkeit« die Runde. Einige Psychologen meinten herausgefunden zu haben, dass bestimmte Charaktermerkmale mit einem überdurchschnittlichen Erkrankungsrisiko für Krebs einhergehen. Demnach waren zum Beispiel Frauen, die introvertiert Sorgen und Kummer in sich »hineinfraßen«, deutlich mehr gefährdet, einen Brustkrebs zu entwickeln als solche, die ihre Gefühle offen zeigten oder darüber sprachen.

Unter wissenschaftlichen Untersuchungsbedingungen ließ sich das Konzept der »Krebspersönlichkeit« allerdings nicht bestätigen. Diese Diskussion ist inzwischen weitgehend vom Tisch – und das ist auch gut so. Bei krebskranken Patienten löste die Vorstellung, ihre Charaktereigenschaften seien wesentlich für das Entstehen ihrer Erkrankung, nämlich zumeist das ebenso unnötige wie unbegründete Gefühl aus, an ihrem Krebs auch noch selber »schuld« zu sein.

Der Abschied vom Begriff der Krebspersönlichkeit heißt allerdings nicht, dass es überhaupt keinen Zusammenhang zwischen Psyche und Krebs gibt. Vielmehr werden wir noch sehen, dass das körpereigene Immunsystem die Fähigkeit besitzt, Krebszellen zu vernichten, und dass das Wachstum eines Brustkrebses unter anderem auch von der hormonellen Situation abhängig ist.

Beide Systeme – sowohl die Immunabwehr als auch der Hormonhaushalt – werden jedoch durch übergeordnete Zentren in unserem Gehirn gesteuert und durch die Psyche nachhaltig beeinflusst. Mit dem engen Zusammenhang zwischen Psyche, Immunsystem und dem Auftreten bestimmter Erkrankungen befasst sich inzwischen sogar ein eigener Wissenschaftszweig: die Psychoneuroimmunologie.

Eine der wesentlichen Erkenntnisse der Psychoneuroimmunologie besagt: Chronischer Stress macht krank. Unser Körper besitzt ein sehr ausgeklügeltes System, um auf Stresssituationen schnell und effizient reagieren zu können. Auch diese Reaktionen werden im Wesentlichen hormonell vermittelt. So befiehlt etwa bei akuter Gefahr das Gehirn der Nebennierenrinde, rasch und in großen

Mengen so genannte Stresshormone, wie zum Beispiel das Adrenalin oder das Cortisol, auszuschütten. Als Folge davon steigt der Blutdruck, die Herzfrequenz wird beschleunigt, die Atemfrequenz nimmt zu – alles überaus sinnvolle Maßnahmen, um bei Gefahr schnell und optimal reagieren zu können.

Allerdings sind diese Mechanismen ursprünglich als Kurzzeitreaktionen auf plötzlich auftretende Stresssituationen gedacht. Unter den permanenten Belastungen des modernen Lebens wird diese Ausnahmesituation indessen leicht zum Dauerzustand. Und an diesem Punkt fängt die Gesundheit an zu leiden.

Stress senkt nachweislich die Konzentration der Natürlichen Killerzellen im Blut. Diese Blutkörperchen sind aber ein wesentlicher Abwehrmechanismus des Körpers gegen potenzielle Krebszellen. Wenn Sie also Ihr Immunsystem stärken und somit auch dem Krebs vorbeugen wollen, sollten Sie chronischen Stress abbauen oder zumindest bewusste Phasen der Entspannung in Ihren Tagesablauf einbauen.

Dazu eignen sich beispielsweise gezielte Entspannungstechniken wie Yoga oder

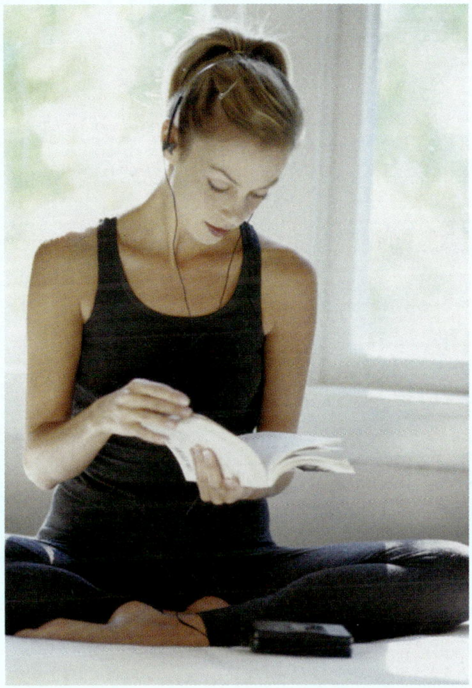

das Autogene Training. Genauso günstig können aber auch ein Spaziergang, das Hören von Musik oder die Beschäftigung mit dem Lieblingshobby wirken. Bei solchen Aktivitäten regenerieren Sie nicht nur sich selbst, Ihren Körper und Ihren Geist, sondern ebenso Ihre Abwehrzellen. Auch Entspannung ist also Krebsprophylaxe.

Beim Krebswachstum spielen auch die Hormone eine Rolle

Östrogene neutralisieren freie Radikale und lösen keinen Krebs aus.

Können Hormone Krebs hervorrufen? Diese Frage beschäftigt nicht nur die Fachleute, sondern wird auch in der Laienpresse seit Jahrzehnten ebenso kontrovers wie heftig diskutiert. Dabei lässt sich die Frage relativ eindeutig beantworten: Nein, Hormone verursachen keinen Krebs. Östrogene – und um die geht es, wenn wir hier von Hormonen sprechen – bewirken keinerlei genetische Mutationen. Im Gegenteil: Sie sind wirksame Radikalenfänger und reduzieren so die »oxidative Last« in unserem Organismus. Dies ist auch der Grund, warum Östrogene allgemein als »Jungbrunnen der Frau« gelten.

Östrogene regen aber Brustkrebszellen zur Teilung und zum Wachstum an.

Besteht demnach also keinerlei Zusammenhang zwischen Östrogenen und Brustkrebs? Leider doch. Die weiblichen Geschlechtshormone sind zwar nicht dafür verantwortlich, dass eine gutartige Zelle zu einer Krebszelle entartet. Sie spielen jedoch eine entscheidende Rolle beim Krebswachstum. Östrogene sind, neben bestimmten Wachstumsstoffen, wesentlich dafür verantwortlich, dass sich eine Brustkrebszelle weiter teilt, wächst und somit erst zu jenem Tumor wird, der dann als Krebsgeschwulst eine gesundheitliche Bedrohung darstellt.

Unsere »Früherkennung« erfasst eigentlich Tumorendstadien

In diesem Zusammenhang weise ich noch einmal darauf hin, dass ein Tumor mit den heutigen bildgebenden Verfahren (Mammographie oder Ultraschalluntersuchung) erst diagnostiziert werden kann, nachdem er eine Größe von mehreren Millimetern Durchmesser erreicht hat.

Wann wird ein Brustkrebs normalerweise entdeckt?

Das heißt aber, dass der Tumor zu diesem Zeitpunkt bereits aus mehr als einer Milliarde Zellen besteht! Die meisten Brustkrebse werden erst bei einer Größe zwischen 1 bis 2 cm entdeckt. Die Medizin spricht dann zwar noch immer von einer »Früherkennung«. Tumorbiologisch gesehen handelt es sich dagegen eher um ein »Endstadium« des Tumorwachstums.

Brustkrebs gehört nämlich zu den eher langsam wachsenden Krebsarten. Natürlich gibt es auch – vor allem bei sehr jungen Frauen – extrem schnell wachsende Tumoren. Im Allgemeinen liegt jedoch die Verdoppelungsrate von Brustkrebs bei gut drei Monaten, das heißt, eine Brustkrebszelle teilt sich etwa alle 100 Tage. Eine zu einem bestimmten Zeitpunkt entstandene Krebszelle wächst also über nahezu 10 Jahre und hat sich in diesem Zeitraum mehr als 30-mal verdoppelt, bevor wir sie als Krebsgeschwulst erkennen können. Nach einem Jahr ist aus ihr noch immer nicht viel mehr als ein relativ unbedeutender Zellhaufen von gerade einmal 12 Zellen entstanden.

Wie schnell wächst Brustkrebs?

Körpereigene Immunzellen schützen vor Krebs

Ob sich dieser Tumorzellhaufen weiterentwickelt, ist durchaus nicht selbstverständlich. So können z. B. körpereigene Abwehrzellen die Geschwulst in diesem Stadium noch vollständig vernichten. Entgeht der Tumor dem Angriff durch die körpereigene Immunabwehr, so steht er vor einem weiteren Problem. Was wächst, braucht auch Nahrung. Die wird im Allgemeinen über das Blut zugeführt. Eine Krebsgeschwulst ist daher sehr frühzeitig bemüht, sich ein eigenes Blutgefäßsystem aufzubauen. Dazu setzt sie so genannte Angiogenesefaktoren frei, Substanzen, die zur Bildung neuer Blutgefäße führen und damit eine ausreichende Ernährung des Tumors gewährleisten.

Zum Wachstum benötigt der Tumor Anschluss an das Gefäßsystem, um sich mit Blut und Nährstoffen zu versorgen.

Gelingt die Ausbildung einer derartigen eigenen Gefäßversorgung nicht, so kann der Tumor im wahrsten Sinne des Wortes »verhungern«. Offensichtlich geschieht dies gar nicht so selten, zumindest bei den so genannten hormonabhängigen Tumoren, zu denen der Prostatakrebs des Mannes und der Brustkrebs der Frau gehören.

Die vielfältigen Aufgaben der Östrogene

An dieser Stelle ist es notwendig, einige allgemeine Bemerkungen zum Thema Östrogene zu machen, um nicht vorschnellen und undifferenzierten Urteilen Vorschub zu leisten. Als Östrogene bezeichnet man eine ganze Gruppe von Geschlechtshor-

Was sind Östrogene, und was bewirken sie?

Verhungerte Tumoren

Untersuchen Pathologen im Rahmen von Autopsien (Leichenöffnungen) gezielt Brust oder Prostata, so finden sie immer wieder zahlreiche mikroskopisch kleine Krebsinseln, die dem Verstorbenen aber nie Probleme gemacht haben, weil sie offensichtlich zu einem sehr frühen Zeitpunkt zugrunde gegangen oder zumindest nicht mehr weiter gewachsen sind.

Das Milieu entscheidet über das Wachstum einer Krebszelle.

Nicht nur die Krebsentstehung an sich (Initiation) ist also entscheidend, sondern auch die anschließende Phase des Wachstums und der Differenzierung der frühen Krebsgeschwulst (Promotion). So jedenfalls lautet die inzwischen allgemein anerkannte These der »Mehrschrittkarzinogenese«. Je nachdem, in welchem »Milieu« die Krebszelle heranwächst, kann sie sich zu einer lebensbedrohlichen Krebsgeschwulst entwickeln oder aber nach wenigen Teilungen kümmerlich verenden.

Einen entscheidenden Einfluss auf dieses Milieu haben offensichtlich die Östrogene als mögliche »Promotoren« einer Krebsgeschwulst.

monen, die von den Eierstöcken der Frau gebildet werden. Zusammen mit den Gelbkörperhormonen, den Gestagenen, sind sie verantwortlich für den ovariellen Zyklus, also das Heranreifen einer Eizelle und den Eisprung im Eierstock. Sichtbares Zeichen dieser zyklischen Hormontätigkeit sind die monatlichen Regelblutungen. Das Ausbleiben der Monatsblutung in den Wechseljahren zeigt an, dass die Östrogenproduktion in den Eierstöcken allmählich versiegt. Dies geschieht ungefähr um das 50. Lebensjahr herum.

Östrogene – mehr als nur Geschlechtshormone.

Nun sind die Östrogene durchaus nicht nur verantwortlich für die Bereiche Sexualität und Fortpflanzung. Sie haben vielmehr komplexe Auswirkungen auf eine ganze Reihe von Organsystemen in unserem Körper, die man primär nicht unbedingt mit Geschlechtshormonen in Verbindung bringen würde. Östrogene greifen in den Knochenstoffwechsel ein und schützen vor Osteoporose. Sie wirken positiv auf Haut, Schleimhäute, Haare und Harnblase. Und nicht zuletzt haben sie einen nicht unerheblichen Einfluss auf die Psyche und das allgemeine Wohlbefinden. Eine Tatsache, die viele Frauen sehr nachhaltig spüren, wenn sich bei ihnen durch den Östrogenabfall in den Wechseljahren die typischen klimakterischen Beschwerden einstellen.

Östrogene und Krebswachstum

Medizinisch werden Östrogene hauptsächlich in zwei Formen benutzt, die man auch strikt auseinander halten sollte, wenn es um das Thema »Hormone und Brustkrebs« geht. Zum einen werden sie als Ovulationshemmer (»die Pille«) zur Empfängnisverhütung eingesetzt, zum anderen als »Hormonersatzpräparate« zur Therapie von Wechseljahrsbeschwerden und zur Vorbeugung von Hormonmangelerkrankungen verordnet. Beide Präparategruppen wollen wir uns im Folgenden kurz unter dem Gesichtspunkt des Brustkrebsrisikos anschauen.

Pille und Brustkrebsrisiko

Die »Pille« war stets mehr als nur ein Medikament. Anfang der 60er-Jahre auf den Markt gekommen, ermöglichte sie erstmals eine wirklich sichere Empfängnisverhütung und damit die Trennung von Sexualität und Fortpflanzung. Zur »kulturellen Revolution« der 60er-Jahre und zur Emanzipation der Frau hat die Pille damit wahrscheinlich mehr beigetragen als die vielfältigen politischen und feministischen Manifeste der damaligen Zeit. Aber es gab auch schon früh Einwände gegen die Pille – nicht nur moralische Bedenken klerikaler Kreise und konservativer Politiker, sondern auch handfeste medizinische Befürchtungen. Die Hauptsorge: Die Pille verursacht Krebs.

Die Pille erhöht das Brustkrebsrisiko nicht.

Mehr als 40 Jahre nach ihrer Einführung ist die Diskussion um ein möglicherweise erhöhtes Brustkrebsrisiko durch die Pille noch immer nicht ganz verstummt. Immer mal wieder gibt es vereinzelte Studien oder Zeitungsmeldungen, die einen gewissen Zusammenhang vermuten. Insgesamt aber haben sich die Wogen der Diskussion – ganz im Gegenteil zur der noch zu besprechenden Hormonersatztherapie – geglättet. Der Grund: Ovulationshemmer werden seit über 40 Jahren von Millonen

Frauen in aller Welt angewendet. Sie gehören zu den am besten untersuchten Präparaten überhaupt. Tausende von Studien sind über mögliche Nebenwirkungen der Pille durchgeführt worden – naturgemäß mit teilweise unterschiedlichen Resultaten. Fasst man die vielen Studien in so genannten Metaanalysen zusammen, eine Auswertung aller bisherigen Untersuchungen, so zeigt sich ein eindeutiges Ergebnis: Frauen, die die Pille einnehmen, haben zwar ein leicht erhöhtes Thromboserisiko, vor allem, wenn sie zusätzlich rauchen. Ansonsten aber ist die Pille ein überaus sicheres Medikament. Und das Wichtigste: Sie erhöht das Brustkrebsrisiko nicht.

Krebsprophylaxe durch die Pille?

Dies hat vor allem mit zwei Faktoren zu tun. Frauen, die die Pille nehmen, fahren damit ihre eigene Östrogenproduktion herunter. Es kommt also, vor allem bei den modernen Mikropillen, nicht zu einer Östrogenüberdosierung. Zum anderen wirkt die Pille als Ovulationshemmer, unterdrückt also den Eisprung. Mehrere Studien haben gezeigt, dass offenbar die Zahl ovarieller, also mit einem Eisprung einhergehender Monatszyklen mehr noch als die Hormone an sich einen Risikofaktor für Brustkrebs darstellen. Vor allem aber stellen Ovulationen einen eindeutigen Risikofaktor für einen anderen gefürchteten Krebs der Frau dar: den Eierstockkrebs. Dieser ist zwar seltener (etwa 6000 Neuerkrankungen pro Jahr in Deutschland), dafür ist aber der Verlauf sehr viel ungünstiger, da Eierstockkrebse sehr aggressiv sind und zumeist erst spät erkannt werden.

Die Pille reduziert das Risiko von Brustkrebs nicht, aber das von Eierstock- und Gebärmutterkörperkrebs.

Und hier kommt die gute Nachricht: Frauen, die 10 Jahre lang die Pille nehmen, reduzieren ihr Risiko, einen Eierstockkrebs zu bekommen, um mehr als die Hälfte. Auch das Risiko für einen Gebärmutterkörperkrebs ist deutlich erniedrigt. Die Pille als Krebsprophylaxe? In der Tat. Zwar nicht gegen Brustkrebs, aber dafür gegen andere häufige Krebserkrankungen der Frau. Derartige Informationen finden Sie zwar nicht in den üblichen Illustrierten und Boulevardblättern, für die nur schlechte Nachrichten gute Nachrichten sind. In einem Ratgeber, der die neuesten Erkenntnisse über Krebsprävention liefert, darf aber eine solche Information nicht fehlen.

Hormonersatzpräparate und Brustkrebs

Bezüglich der Pille gab es lange Zeit erhebliche Befürchtungen, die sich dann in großen Studien als unbegründet herausstellten. Inzwischen überwiegen bei den meisten Frauen sogar die positiven Nebenwirkungen die unerwünschten Effekte. Ähnliches kann man von der Hormonersatztherapie leider nicht behaupten. An sie wurden lange Zeit große Hoffnungen geknüpft. Der Ersatz der fehlenden Hormone in und nach den Wechseljahren sollte nicht nur akute klimakterische Beschwerden mindern, sondern auch langfristig vor mit altersbedingten Erkrankungen wie Osteoporose, Herzinfarkt oder Morbus Alzheimer schützen. Empfohlen wurde daher nicht nur die kurzfristige Gabe von Hormonen zur Behandlung typischer klimakterischer Symptome (Hitzewallungen, Schlafstörungen, depressive Verstimmungen), sondern die möglichst langfristige Einnahme zur Vorbeugung gegen die genannten Erkrankungen.

Eine langfristige Hormonsubstitution schadet Frauen mehr, als sie nützt: Herzinfarkt-, Schlaganfall- und Brustkrebsrisiko steigen.

Große Studien haben in jüngster Zeit dieses Konzept allerdings nachhaltig in Frage gestellt. Vor allem die amerikanische Women's Health Initiative (WHI-Studie) erschütterte den Glauben an das »Jungbrunnenhormon Östrogen«. In dieser placebokontrollierten Studie an mehr als 16 000 amerikanischen Patientinnen reduziert sich das Risiko für Herzinfarkt und Schlaganfälle nicht wie erwartet für diejenigen Frauen, die ein Hormonersatzpräparat einnahmen. Im Gegenteil: Gegenüber der mit einem Scheinmedikament behandelten Gruppe stieg es sogar deutlich an. Während also die erhoffte positive Wirkung ausblieb, zeigte sich andererseits eine unerwünschte Nebenwirkung umso deutlicher: Das Brustkrebsrisiko war in der Hormongruppe um 26 Prozent gestiegen. Die WHI-Studie wurde vorzeitig abgebrochen. Die Erhöhung des Brustkrebsrisikos bestätigte sich dann auch in einer weiteren Studie, der Million Women Study, einer groß angelegten Beobachtungsstudie an mehr als einer Million englischer Frauen. Statistiker errechneten, dass in England während der letzten 10 Jahre etwa 20 000 Brustkrebsfälle durch den Einsatz von Hormonersatzpräparaten entstanden sind.

Vom Jungbrunnen zum Teufelszeug?

Verständlicherweise haben diese Studien und ihre teils wenig differenzierte Wiedergabe in den Medien unter vielen Frauen Angst bis hin zur Panik ausgelöst. Wie stellt sich die Situation nun objektiv dar?

Keine Einwände gegen einen zeitlich begrenzten Einsatz von Hormonersatzpräparaten.

- Der kurz- bis mittelfristige Einsatz von Hormonersatzpräparaten zur Behandlung akuter klimakterischer Beschwerden ist weiterhin unbedenklich. Das Brustkrebsrisiko steigt erst ab einer Einnahmedauer von 5 Jahren.
- Überdacht werden sollte dagegen die so genannte Langzeitsubstitution, also die Einnahme von Hormonpräparaten über viele Jahre oder gar Jahrzehnte. In Einzelfällen, z. B. bei Vorliegen einer Osteoporose, mag dies weiterhin sinnvoll sein. Auf jeden Fall sollte jedoch in Absprache mit dem Frauenarzt eine strikte Nutzen-Risikoanalyse erfolgen.
- In absoluten Zahlen sind die unter einer Hormonersatztherapie zusätzlich auftretenden Brustkrebse gering, dennoch lässt sich angesichts der genannten Studien eine Risikoerhöhung nicht länger wegdiskutieren. Sie steigt nach mehr als 10-jähriger Einnahme eines kombinierten Hormonersatzpräparates etwa auf das Doppelte.
- Kombinierte Hormonersatzpräparate (Östrogene und Gestagene) sind risikoreicher als Östrogene allein (Östrogenmonotherapie). Letztere kann jedoch nur bei Frauen durchgeführt werden, die keine Gebärmutter mehr haben, da andernfalls das Risiko für einen Gebärmutterkörperkrebs steigt.
- Es gibt offensichtlich keine bedeutsamen Unterschiede hinsichtlich der Zusammensetzung der unterschiedlichen Hormonpräparate, insbesondere bezüglich der Verwendung unterschiedlicher Gestagene. Auch der im Rahmen einer Hormonersatztherapie eingesetzte Wirkstoff Tibolon (Handelsname Liviella®) zeigte in der Million Women Study eine Erhöhung des Brustkrebsrisikos bei Langzeitanwenderinnen.

Eine Hormongabe muss unbedingt individuell abgestimmt werden.

Um den Stellenwert der Hormonersatztherapie gibt es zurzeit unter Gynäkologen eine intensive Diskussion. Wie aussagekräftig sind die neuen Studien? Überwiegt – bei allen Risiken –

nicht langfristig doch der Nutzen? Wer sollte weiterhin Hormonpräparate nehmen und wie lange? Diese Fragen werden uns sicherlich noch lange beschäftigen. Über einen Grundsatz besteht allerdings bereits jetzt weitgehend Einigkeit. Wenn weiter Hormone gegeben werden, dann nach dem Grundsatz: So viel wie nötig, aber so wenig wie möglich. Und die Gabe sollte individuell auf die persönliche Situation der behandelten Frau abgestimmt werden.

Was aber ist die individuelle Situation? Zum einen sicherlich etwas, das sich durch objektive Kriterien (Alter, Größe, Gewicht), durch die persönliche Geschichte (Vorerkrankungen, familiäre Belastungen) und durch einige simple Laboruntersuchungen (Leberwerte, Cholesterinspiegel etc.) bestimmen lässt. Wenn es aber um Hormone geht, kommt noch ein weiteres Kriterium hinzu. Es ist nicht nur von Bedeutung, wie viel Hormone der Körper aufnimmt, sondern vielmehr, was er aus diesen Hormonen macht, wie er die Östrogene weiter verarbeitet und verstoffwechselt. Dies wiederum hängt in entscheidendem Maße von individuellen genetischen Faktoren ab, die erst kürzlich entdeckt wurden. Das Schlüsselwort lautet: Polymorphismen. Ihre enorme Bedeutung für die Stoffwechselprozesse in unserem Körper und damit für individuelle Krankheitsdispositionen bis hin zu einem erhöhten Krebsrisiko wird zunehmend erkannt. Im Folgenden müssen wir uns daher diese Polymorphismen näher anschauen.

Wichtig ist die Frage: Wie verarbeitet der Körper die Östrogene?

Polymorphismen sind winzige genetische Veränderungen.

Polymorphismen bestimmen den Östrogenstoffwechsel

Östrogene, vor allem in hohen Konzentrationen, erhöhen das Brustkrebsrisiko. Das gilt aber nicht nur für von außen zugeführte Östrogene, z.B. in Form einer Hormonersatztherapie, sondern in gleicher Weise auch für die körpereigenen weiblichen Geschlechtshormone. Als anerkannter Risikofaktor für einen Brustkrebs gilt z.B. eine frühe Menarche (die erste Regelblutung) und eine späte Menopause (die letzte Regelblutung). Je länger der Organismus also den körpereigenen Östrogenen ausgesetzt ist, umso höher steigt das Risiko, an einem Brustkrebs

Je länger und je höher dosiert Östrogene im Körper sind, umso höher ist das Brustkrebsrisiko.

zu erkranken. Ziel sollte es daher sein, nicht nur von außen zugeführte Östrogene möglichst gering zu dosieren, sondern auch die körpereigenen Östrogenspiegel möglichst niedrig zu halten. Wovon aber hängt dies ab? Dazu müssen wir einen kleinen Exkurs in den »Östrogenmetabolismus« machen und uns den Stoffwechsel der weiblichen Geschlechtshormone genauer anschauen.

Östrogenmetabolismus entscheidet

Mit »Östrogenmetabolismus« wird der Stoffwechsel der weiblichen Geschlechtshormone bezeichnet.

Die körpereigenen Östrogene werden in einem komplizierten Prozess über mehrere Zwischenstufen hergestellt. Ausgangssubstanz ist dabei interessanterweise das Blutfett Cholesterin, das sonst eher als Risikofaktor für die Arteriosklerose bekannt ist. Über eine Reihe von Hormonzwischenstufen, wie dem Pregnenolon oder dem aus der Anti-Aging-Medizin bekannten DHEA, kommt es zunächst zur Bildung von Androgenen, also männlichen Geschlechtshormonen. Aus diesen entstehen dann – hauptsächlich im Rahmen der so genannten Aromatisierung – die weiblichen Geschlechtshormone, die Östrogene. Sicherlich ein weiterer Schlag für das ohnehin schon angekratzte Selbstwertgefühl von Männern, erfahren zu müssen, dass ihre Geschlechtshormone hauptsächlich Vorläuferhormone für das Östrogen sind.

Das Enzym Aromatase arbeitet ein Leben lang und ist völlig unabhängig von den Eierstöcken, die die eigentlichen Östrogenproduzenten sind.

Gesteuert werden alle diese Stoffwechselprozesse durch Enzyme, spezifische Eiweiße, die als eine Art Biokatalysatoren wirken. Zu hohe Östrogenspiegel können also etwa dadurch entstehen, dass bestimmte Enzyme zu häufig vorkommen. Dies ist z. B. bei der Aromatase der Fall, die die Umwandlung der Androgene in Östrogene bewirkt. Aromatase findet sich in hohen Konzentrationen im Fettgewebe. Überreich angelegtes Fettgewebe bedeutet daher immer: unnötig hohe Östrogenspiegel. Und schon haben wir verstanden, warum übergewichtige Frauen ein erhöhtes Krebsrisiko haben. Doch dazu mehr im nächsten Kapitel.

Erhöhte Aromataseaktivitäten liegen aber auch dann vor, wenn das Gen, das den Bauplan für die Aromatase liefert, besonders aktiv ist. Eine solche »genetische Überexpression« kann Folge einer winzigen genetischen Veränderung sein, eines Polymorphismus. Häufig betrifft eine solche Veränderung nur einen einzigen Basenbaustein der DNS, auf der die genetische Information abgespeichert ist. Daher findet man gelegentlich auch den Ausdruck SNP (Single Nucleotid Polymorphism). Solche Polymorphismen bewirken zumeist keine schweren Störungen, sie ziehen keine direkten Erbkrankheiten nach sich. Sie beeinflussen jedoch nachhaltig den Stoffwechsel unseres Organismus, also den Auf- und Abbau körpereigener Substanzen, ebenso wie die von zugeführten Stoffen, z. B. Medikamenten. Damit haben sie langfristig auch Einfluss auf eine Vielzahl von Erkrankungen. Im Falle des Brustkrebses im Wesentlichen dadurch, dass sie den Östrogenstoffwechsel in sehr unterschiedliche Richtungen lenken.

Gute und schlechte Abbauprodukte

Wichtiger noch als der Östrogenaufbau ist für das Brustkrebsrisiko der Östrogenabbau. Damit die Östrogene wieder ausgeschieden werden können (über den Stuhl oder den Urin), müssen sie zunächst einmal chemisch verändert werden. Auch dies geschieht durch spezielle Enzyme. Dabei entstehen unterschiedliche Abbauprodukte der Östrogene, die auch als Katecholöstrogene bezeichnet werden. Eine der spannendsten Erkenntnisse der letzten Jahre besagt nun dies: Es sind nicht so sehr die Östrogene an sich, sondern ihre Abbauprodukte, die für die Brustkrebsentstehung von Bedeutung sind.

So unterscheiden wir bei den Katecholöstrogenen zwischen dem 2-OH-Estron und dem 16-OH-Estron. Während das Erstere eher positive antioxidative Wirkungen hat, ist Letzteres ein eindeutiges Karzinogen, also eine Krebs auslösende Substanz. In welche Richtung der Östrogenabbau geht, zu dem eher schützenden 2-OH-Estron oder zu dem gefährlichen 16-OH-Estron, ist allerdings von Frau zu Frau verschieden. Es wird bedingt durch eine jener kleinsten genetischen Variationen, die wir als Polymorphismen beschrieben haben. Im Fall der Katecholöstrogene ist es z. B. ein Polymorphismus für das Cytochrom p450, der darüber entscheidet, wie das 2/16-OH-Verhältnis der

Eine kleine genetische Veränderung entscheidet darüber, ob das Abbauprodukt des Östrogens positive oder negative Auswirkungen hat.

Abbauprodukte aussieht. Ein weiterer Polymorphismus kann die Catechol-O-Metyltransferase (COMT) betreffen. Sie reguliert die Ausscheidung der Östrogene insgesamt, so dass ein Defekt zu einem verzögerten Abbau und damit zu gefährlich hohen Östrogenspiegeln führt – und zwar ganz gleich, wie niedrig diese ursprünglich dosiert wurden.

Was nutzt uns dieses Wissen?

Wie ist festzustellen, ob aus den Östrogenen gute oder schlechte Stoffwechselprodukte entstehen?

Ganz schön kompliziert, nicht wahr? Ich weiß. Aber wie hat Albert Einstein einmal so schön gesagt: »Man sollte alles so einfach wie möglich darstellen. Aber auch nicht einfacher.« Und so können wir auch die simple Frage »Östrogene – gut oder schlecht ?« nicht einfach mit einem Ja oder Nein beantworten. Es kommt – wie so oft im Leben – drauf an, was man daraus macht. In diesem Fall: Welche Stoffwechselprodukte Ihr Organismus aus den Geschlechtshormonen macht. Einige spezialisierte Labors bieten bereits heute eine entsprechende »Polymorphismusdiagnostik« an. Für Frauen, die genau über ihr Brustkrebsrisiko Bescheid wissen wollen oder die hinsichtlich der Sinnhaftigkeit einer Hormonersatztherapie unsicher sind, ist dies sicherlich eine wesentliche Hilfestellung. Die entsprechenden Adressen finden Sie im Anhang auf Seite 141.

Aber ist es überhaupt wünschenswert, über ein eventuell erhöhtes persönliches Brustkrebsrisiko informiert zu sein? Sind nicht genetische Faktoren unabänderbar, so dass ihre Kenntnis lediglich Ängste bereitet, aber keine Abhilfe schafft?

Eindeutige Antwort: Nein. Eine Kenntnis der genannten Polymorphismen gibt Ihnen ein klares Bild darüber, wie Ihr Körper Östrogene verstoffwechselt. Im ungünstigsten Fall verstoffwechselt er sie schlecht, scheidet sie also nur langsam aus oder baut sie in Krebs fördernde Abbauprodukte um. Falls dem so ist, sollten Sie in Zukunft auf Hormone im Sinne einer Hormonersatztherapie am besten verzichten. Sie sollten zudem versuchen, die körpereigenen Östrogene gezielt abzubauen und deren Verstoffwechselung zu verbessern. Wie das geht, davon handelt das nächste Kapitel.

Exkurs

Xenoöstrogene – Krebs auslösende Hormone in unserer Umwelt

Die Erkenntnis, dass Umweltgifte krank machen können, ist älter, als gemeinhin angenommen wird. Bereits 1775 berichtete der Londoner Arzt Sir Percival Pott über eine auffallende Häufung von Hodenkrebs unter den Schornsteinfegern in Englands Hauptstadt. Seiner Meinung nach waren die Rußpartikel, die sich über Jahre hinweg im Körper der Schornsteinfeger ansammelten, der eigentliche Grund für die Krebserkrankung. Eine Vermutung, die fast zwei Jahrhunderte später wissenschaftlich bestätigt wurde. Potts Beobachtung gilt heute als der Beginn des Faches »Umweltmedizin«.

Ein weiterer Meilenstein in der Entwicklung dieser Fachrichtung wurde im Jahr 1962 errichtet. In diesem Jahr veröffentlichte die amerikanische Wissenschaftsjournalistin Rachel Carson ihr Aufsehen erregendes Buch »Silent Spring« (dt. »Der stumme Frühling«), in dem sie das damals weit verbreitete Pflanzenschutzmittel DDT als Krebserreger entlarvte. Zwei Jahre nach Erscheinen des Buches starb Rachel Carson an Brustkrebs. DDT wurde von den meisten Industrienationen in den 70er-Jahren verboten.

Neben dem DDT ist noch eine ganze Reihe weiterer Stoffe in den Verdacht geraten, Krebsauslöser oder zumindest Krebspromotoren zu sein. Die meisten zählen zur Gruppe der Organochloride, zu denen außer dem DDT auch das PCB und das Dioxin gehören.

Warum wirken nun diese Stoffe als Karzinogene?

Viele Organochloride entfalten im menschlichen Organismus ausgeprägte östrogenartige Wirkungen. Sie gleichen insofern den Phytoöstrogenen, also jenen hormonähnlichen Stoffen, die sich zum Beispiel in Sojaprodukten finden. Während die Phytoöstrogene jedoch am Brustdrüsengewebe die Hormonrezeptoren blockieren und dadurch das Brustkrebsrisiko senken, wirken die hormonartigen Inhaltsstoffe der Pestizide wie besonders starke Östrogene und erhöhen somit das Risiko einer Krebserkrankung. Die überaus gefährlichen östrogenartigen Substanzen aus Umweltgiften werden inzwischen auch als Xenoöstrogene (griechisch xenos: fremd) bezeichnet.

Lässt sich die Aufnahme von Xenoöstrogenen vermeiden?

Diese Frage ist zumindest bedingt mit Ja zu beantworten. Ja, wenn Sie zum Beispiel Lebensmittel aus kontrolliertem biologischem Anbau bevorzugen. Eine andere Möglichkeit, die »schlechten« Xenoöstrogene in Schach zu halten, besteht darin, möglichst viel »gute« Phytoöstrogene aufzunehmen, damit an der Brustdrüse die sanften Pflanzenhormone überwiegen. Ein Argument mehr also für eine sojareiche Kost.

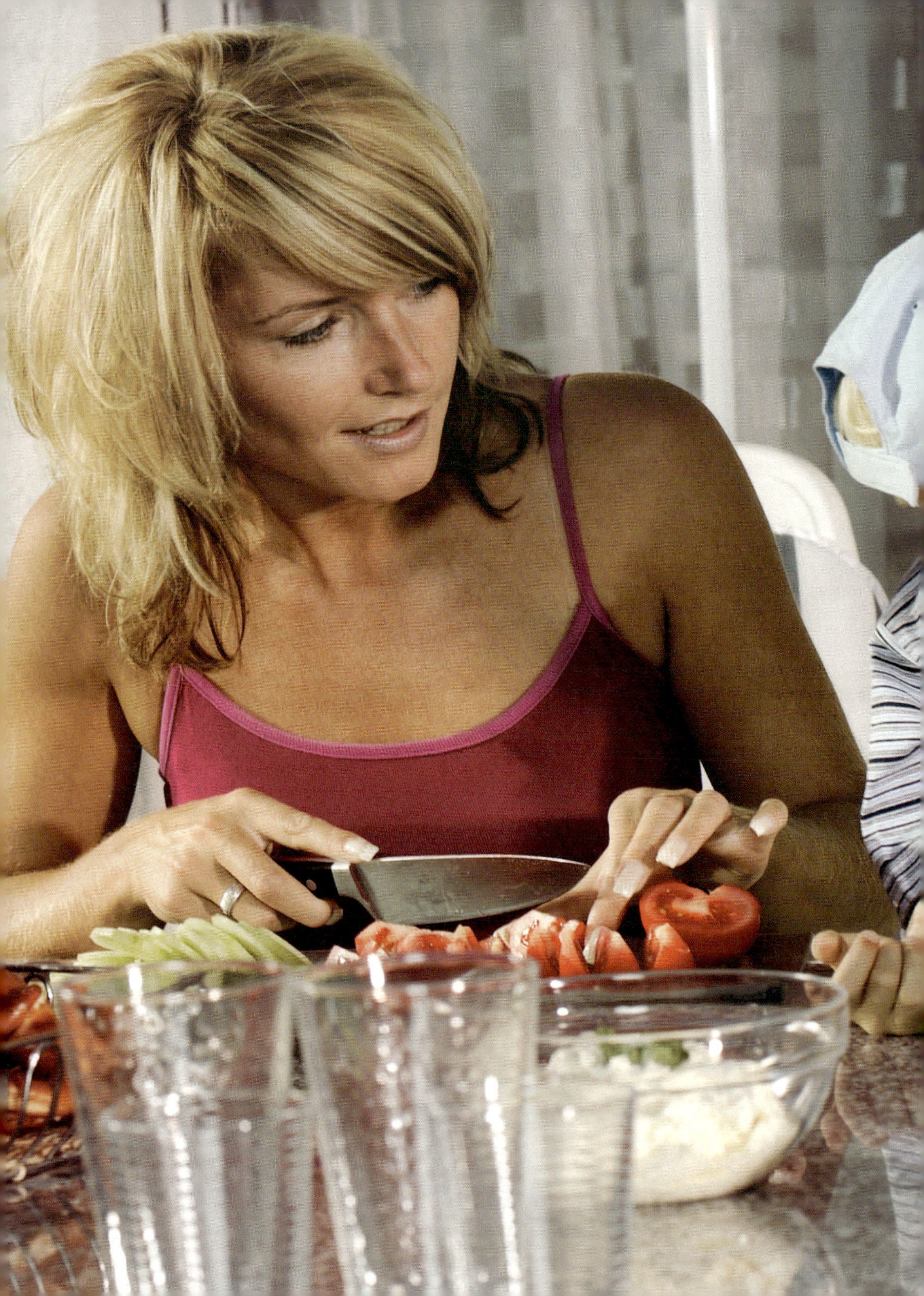

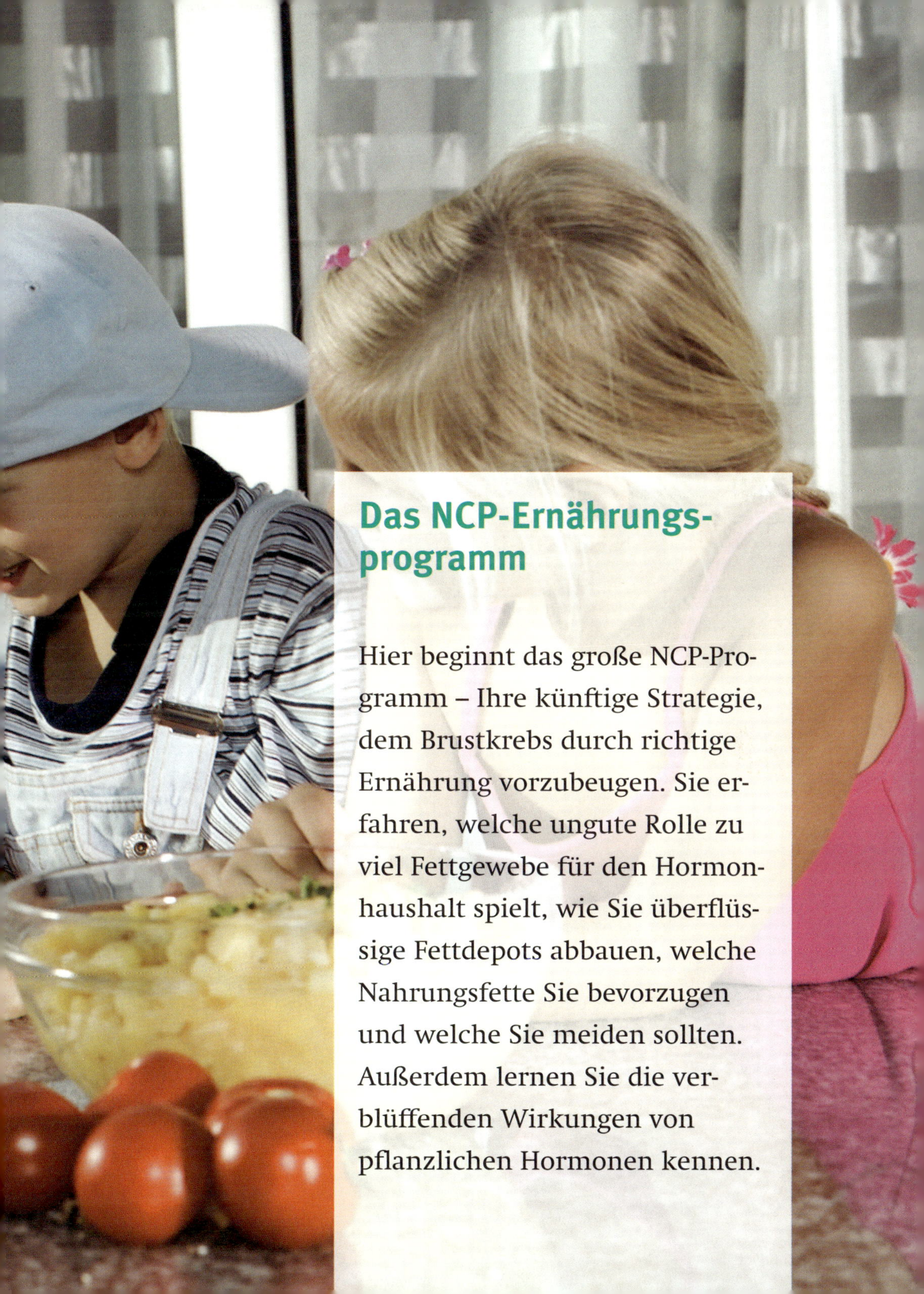

Das NCP-Ernährungs-programm

Hier beginnt das große NCP-Programm – Ihre künftige Strategie, dem Brustkrebs durch richtige Ernährung vorzubeugen. Sie erfahren, welche ungute Rolle zu viel Fettgewebe für den Hormonhaushalt spielt, wie Sie überflüssige Fettdepots abbauen, welche Nahrungsfette Sie bevorzugen und welche Sie meiden sollten. Außerdem lernen Sie die verblüffenden Wirkungen von pflanzlichen Hormonen kennen.

Das NCP-Programm ruht auf 6 Säulen:

1. Abbau von unnötigem Fett und von Übergewicht
2. Neutralisation der freien Radikale durch Antioxidanzien und sekundäre Pflanzenstoffe
3. Verdrängung von Östrogen an der Brustdrüse und Beeinflussung des Östrogenstoffwechsels durch Phytoöstrogene und Indole
4. Regelmäßiger »Hausputz« im Darmtrakt durch Ballaststoffe
5. Senken des Östrogenblutspiegels durch weitgehenden Verzicht auf Alkohol
6. Sport und körperliches Training als Beeinflussung der körpereigenen krebsspezifischen Immunabwehr

1 Bauen Sie Fett ab und wählen Sie die richtigen Nahrungsfette

Übergewicht und damit verbundene Erkrankungen nehmen rasant zu.

Jeder zweite Deutsche ist zu dick. Jeder fünfte liegt mit seinen zusätzlichen Pfunden sogar mehr als 20 Prozent über dem oberen Normalgewicht und gilt somit als »adipös« (fettsüchtig). Diese Grenze wird ab einem Körpermasseindex, BMI, von 30 überschritten, und spätestens dann wird aus dem Übergewicht ein handfestes medizinisches Problem. Die Rate ernährungsbedingter Erkrankungen steigt ab BMI 30 sprunghaft an. Diese Tatsache belastet nicht nur die Betroffenen selbst, sondern das gesamte Gesundheitssystem. Die durch die Adipositas (= Fettsucht) hervorgerufenen Krankheitskosten werden in Deutschland auf inzwischen rund 20 Milliarden Euro jährlich geschätzt.

Ernährung bzw. Übergewicht und hormonabhängige Krebsarten hängen zusammen.

Als ernährungsbedingte Erkrankungen gelten im Allgemeinen der Bluthochdruck, Herz-Kreislauf-Erkrankungen, Fettstoffwechselstörungen und der Altersdiabetes (Typ-2-Diabetes). Wenig bekannt ist, dass auch eine ganze Reihe von Krebsarten einen engen Zusammenhang mit der Ernährung bzw. dem Übergewicht aufweist. Neben bösartigen Tumoren des Magen-Darm-Traktes gehören hierzu vor allem die hormonabhängigen Krebsarten, also der Brust- und Gebärmutterkrebs der Frau sowie das Prostatakarzinom des Mannes.

Was ist ein BMI?

BMI = Body Mass Index = Körpermasseindex ist ein praktisches Maß für die Gewichtskontrolle.

Ihren Körpermasseindex berechnen Sie nach der Formel:

$$\text{BMI} = \frac{\text{Körpergewicht in kg}}{(\text{Körpergröße in m})^2}$$

Das heißt, dass Sie Ihr Körpergewicht in kg durch Ihre Körpergröße in Metern zum Quadrat (Quadrat = Körpergröße x Körpergröße in Metern) teilen.

Einfacher geht es mit einer fertigen Tabelle, in der Sie Ihren BMI einfach ablesen (siehe nächste Seite).

Auswertung:
Untergewicht: BMI <20
Normalgewicht: BMI 20–25
Übergewicht: BMI 26–30
Fettsucht: BMI > 30

Das Fettgewebe als Hormonproduzent

Der Zusammenhang zwischen Übergewicht und hormonabhängigen Tumoren lässt sich relativ einfach erklären. Wir sind im vorausgegangenen Kapitel bereits kurz darauf eingegangen. Fettgewebe ist nicht nur ein Speicher für übermäßig zugeführte Kalorien, es ist auch ein endokrines, also hormonproduzierendes Organ. Anders gesagt: Fettgewebe bildet Östrogene.

Im Gegensatz zu ihrem Hauptproduktionsort, den Eierstöcken, werden die Östrogene im Fettgewebe dabei nicht vollständig neu gebildet, sondern sie entstehen durch die chemische Umwandlung von männlichen Geschlechtshormonen, den Androgenen. Dies ist insofern nicht sehr erstaunlich, als alle diese Substanzen das gleiche chemische Grundgerüst haben – sie sind Steroide. Frauen produzieren ja durchaus nicht nur weibliche, sondern auch geringe Mengen von männlichen Geschlechtshormonen. Diese Androgene werden sowohl im Eierstock selbst als auch in der Nebennierenrinde gebildet.

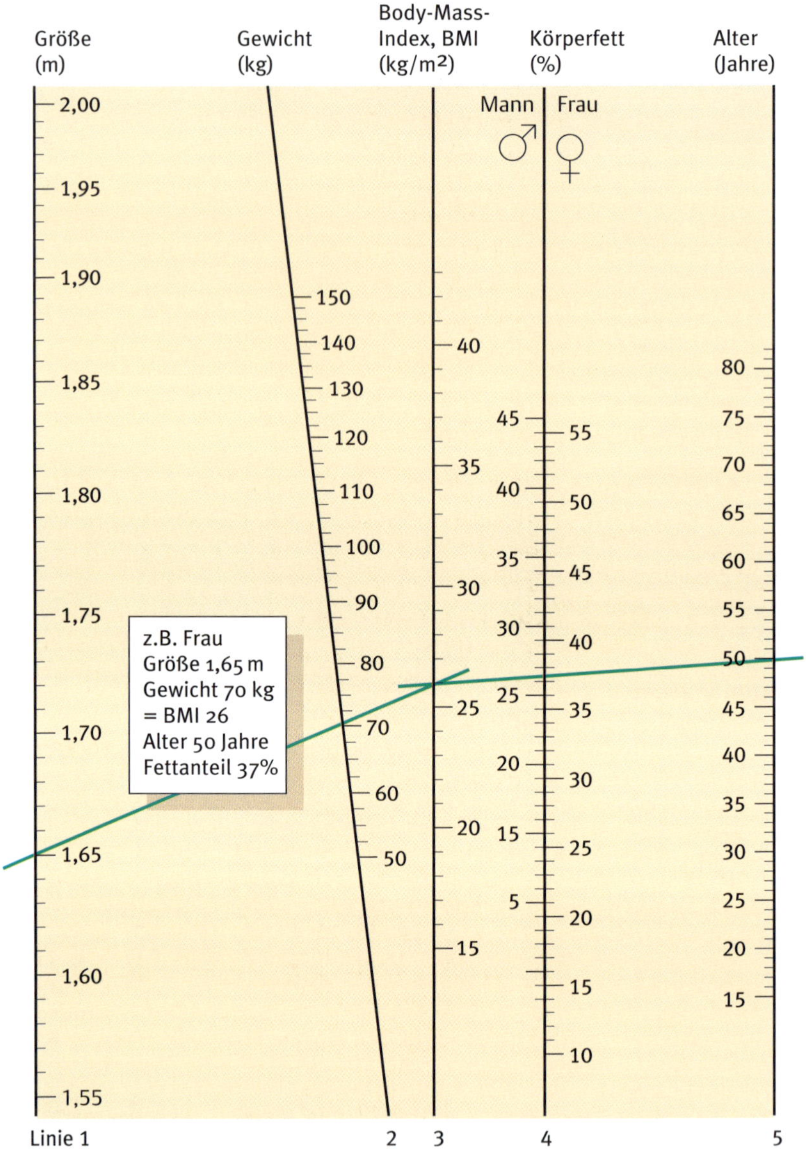

Normogramm. Verbinden Sie mit einem Lineal Ihre Größe (Linie 1) mit Ihrem Gewicht (Linie 2). Am Schnittpunkt mit Linie 3 können Sie Ihren BMI ablesen. Ihr ungefährer Körperfettanteil in Prozent ergibt sich am Schnittpunkt mit Linie 4, wenn Sie Ihren BMI mit Ihrem Alter verbinden.

Diese Fähigkeit, Androgene in Östrogene umzuwandeln, macht das Fettgewebe nach den Eierstöcken zum wichtigsten Östrogenproduzenten des weiblichen Organismus. Die Produktion ist dabei naturgemäß umso höher, je ausgeprägter das Fettgewebe ist. Stark übergewichtige Frauen weisen daher fast immer überhöhte Östrogenspiegel auf. Dies kann zu vielfachen Störungen des empfindlichen hormonellen Gleichgewichtes führen. Ein unregelmäßiger Zyklus oder Blutungsanomalien gehören ebenso zu diesen Störungen wie eine mögliche Sterilität. Und schließlich sind überhöhte Östrogenspiegel – wie wir bereits gesehen haben – auch ein Risikofaktor für den Brustkrebs.

Je mehr Fettgewebe, umso mehr Östrogene, d. h. Risikofaktor für Brustkrebs.

Übergewichtige Frauen nach den Wechseljahren sind besonders gefährdet

Besonders stark wirkt sich der Risikofaktor Adipositas bei Frauen nach den Wechseljahren aus. Zwar versiegt die Östrogen- und Gestagenproduktion der Eierstöcke nach den Wechseljahren, aber in der Nebennierenrinde und in den Eierstöcken selbst werden noch über viele Jahre Androgene gebildet. Damit hat aber auch das Fettgewebe weiterhin die Möglichkeit, diese Androgene in biologisch wirksame Östrogene umzuwandeln. Diese wirken nun ihrerseits auf hormonsensible Gewebe wie die Gebärmutterschleimhaut oder die Brustdrüse. Im Gegensatz zur Situation vor den Wechseljahren fehlen jetzt allerdings die Gestagene, die den wachstumsfördernden Effekt der Östrogene auf diese Organe bremsen. Das Resultat dieser ungebremsten Östrogenstimulation ist eine erhöhte Erkrankungsrate sowohl für den Gebärmutterkörperkrebs als auch für den Brustkrebs bei übergewichtigen Frauen nach den Wechseljahren.

Übergewicht führt zu einer erhöhten Rate von Brust- und Gebärmutterkörperkrebs.

Neben überhöhten Östrogenspiegeln führt Übergewicht darüber hinaus auch noch zu einer weiteren hormonellen Störung, der Hyperinsulinämie. Insulin ist bekannt als Hormon der Bauchspeicheldrüse, welches den Zuckerstoffwechsel reguliert. Beim so genannten Typ-I-Diabetes (früher als jugendlicher Diabetes bezeichnet) wird dieses Hormon nur unzureichend gebildet und muss dann lebenslang gespritzt werden. Aber nicht nur ein Mangel an Insulin macht krank, auch ein Zuviel an In-

Hohe Insulinspiegel fördern auch das Krebswachstum.

sulin hat problematische Folgen. Bei starkem Übergewicht und Adipositas muss aufgrund der hohen Blutzuckerspiegel permanent sehr viel Insulin ausgeschüttet werden. Die Folge: Allmählich reagiert der Organismus kaum noch auf das Insulin; es entsteht eine Insulinresistenz. Um jetzt noch die gewünschte Wirkung zu erzielen, muss noch deutlich mehr Insulin produziert werden, und so stellt sich allmählich die Hyperinsulinämie ein. Diese wird von Internisten inzwischen als der eigentliche Grund des so genannten Metabolischen Syndroms angesehen. Das Metabolische Syndrom wird gelegentlich auch als »Tödliches Quartett« bezeichnet und umfasst die Erkrankungen Adipositas, Hochdruck, Fettstoffwechselstörungen und Typ-II-Diabetes. Es ist inzwischen die häufigste Zivilisationskrankheit der westlichen Welt.

Aber Insulin regelt nicht nur den Zuckerstoffwechsel, es ist auch ein Wachstumsfaktor und damit ein potenzieller Tumorpromotor. Dies erklärt, warum auch nicht östrogenabhängige Krebsarten bei adipösen Patienten deutlich gehäuft vorkommen. Aus dem tödlichen Quartett wird also allmählich ein tödliches Quintett. Hyperinsulinämie steigert das Krebsrisiko.

Zu den vielen guten Gründen, sich von überflüssigen Pfunden zu trennen, kommt nun also noch ein weiterer wesentlicher Gesichtspunkt hinzu: Abspecken ist Krebsprophylaxe.

Übermäßiges Körperfett ist also ein Risikofaktor für Brustkrebs. Aber wie steht es mit den Nahrungsfetten? Beeinflussen sie lediglich indirekt – über eine Erhöhung des Körpergewichtes – das Krebswachstum oder spielen sie auch eine aktive Rolle bei der Entstehung des Brustkrebses?

Risikofaktor Nahrungsfette?

Stimmt die Gleichung: Je fetter die Nahrung, um so höher das Brustkrebsrisiko?

Ein Zusammenhang zwischen Nahrungsfetten und Brustkrebs wurde bereits Mitte der 70er-Jahre vermutet. Zahlreiche Daten wiesen darauf hin, dass die Menge an Fett in der Nahrung das Risiko, an Brustkrebs zu erkranken, direkt beeinflusst. Zum Beispiel war in Ländern mit einem besonders hohen Fettverbrauch auch die Rate an Brustkrebs überdurchschnittlich hoch.

Umgekehrt trat Brustkrebs dort, wo die Nahrung einen besonders niedrigen Fettanteil aufwies – z. B. in asiatischen Ländern –, auch deutlich seltener auf. Schließlich zeigte auch eine ganze Reihe von Tierexperimenten, u. a. an Ratten, dass Versuchstiere, die mit sehr fettreicher Nahrung gefüttert wurden, deutlich mehr bösartige Brusttumoren entwickelten als fettarm ernährte Tiere.

Mit dem Nahrungsfett schien also jener Faktor gefunden, der dafür verantwortlich war, dass abhängig vom Ernährungsverhalten die Brustkrebsrate so unterschiedlich ausfiel. Dies jedenfalls glaubte ein Großteil der wissenschaftlichen Gemeinde und setzte große Hoffnungen auf eine mögliche Prävention des Brustkrebses durch eine gezielte Reduktion der Nahrungsfette.

Freispruch in erster Instanz

Diese Hoffnung wurde im Jahre 1992 schwer erschüttert. Damals erschienen in einer renommierten medizinischen Zeitschrift die Ergebnisse der »Nurses' Health Study«. Hierbei handelt es sich um eine der weltweit größten medizinischen Verlaufsstudien, bei der mehr als 120 000 amerikanische Krankenschwestern über mehrere Jahrzehnte hinsichtlich Lebensführung, Medikamenteneinnahme und Krankheitshäufigkeit untersucht wurden. Ursprüngliches Ziel der Studie war es, die langfristigen Folgen zu dokumentieren, die z. B. das Rauchen oder die Einnahme von Ovulationshemmern auf die Gesundheit von Frauen hat. Da in diesem Zusammenhang auch die Ernährungsgewohnheiten gründlich erfragt wurden, ließ sich zusätzlich untersuchen, ob die Menge an aufgenommenen Nahrungsfetten einen Einfluss auf die Brustkrebshäufigkeit hatte oder nicht.

Die Ergebnisse, die von der Harvard School of Public Health nach Auswertung der Unterlagen präsentiert wurden, waren eindeutig: Es ließ sich keinerlei Zusammenhang zwischen dem Fettkonsum und der Brustkrebshäufigkeit nachweisen. Jene Krankenschwestern, die sich fettarm ernährt hatten, erkrankten deshalb nicht seltener an Brustkrebs als ihre Kolleginnen, die die übliche, fettbetonte amerikanische Kost zu sich genommen hatten.

Eine umfassende amerikanische Studie erkannte keinen Zusammenhang zwischen Fettkonsum und Brustkrebshäufigkeit.

Die Vorbehalte bleiben

Die Ergebnisse dieser Studie waren ein Schock für all jene Wissenschaftler, die einen engen Zusammenhang zwischen Brustkrebs und dem Ernährungsverhalten vermutet hatten, und lähmten lange Zeit weitere Forschungen auf diesem Gebiet. Zu umfassend war die Studie angelegt, zu groß ihre Teilnehmerzahl und zu lange der Beobachtungszeitraum, als dass die Resultate ernsthaft in Frage gestellt werden konnten.

Dennoch keimten Zweifel auf. Sollten tatsächlich all die anderen Studien, die auf einen offensichtlichen Zusammenhang zwischen Brustkrebs und Nahrungsfett hindeuteten, falsch gewesen sein? War die Fülle der Untersuchungsergebnisse, die diesen Zusammenhang nahelegten, falsch interpretiert worden? Und wie ließ es sich erklären, dass im Tierversuch Nahrungsfette als eindeutige Karzinogene identifiziert werden konnten?

Die Menge allein ist nicht entscheidend

Entscheidend ist der Fettanteil und die Art der Fette in der Nahrung.

Diese Fragen scheinen sich allmählich zu klären. Wie so oft in der Wissenschaft liegt der allgemeinen Verwirrung offensichtlich ein Definitionsproblem zugrunde. Dies betrifft sowohl die Quantität als auch die Qualität der untersuchten Nahrungsfette. Entscheidend ist zum einen die Frage, wo wir die Grenze für eine »fettarme« Ernährung ziehen. Zum anderen kommt es offensichtlich sehr darauf an, welche Nahrungsfette zugeführt werden.

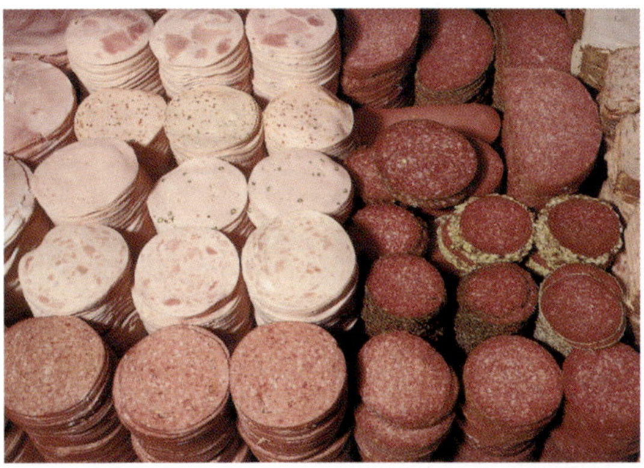

Wie bereits erwähnt, lässt sich im Tierversuch ziemlich eindeutig nachweisen, dass mit einer fettreichen Ernährung die Brustkrebsrate ansteigt. Dafür gibt es aber offenbar einen Schwellenwert. Bei Ratten mit einem Fettanteil der Nahrung von weniger als 20 Prozent tritt Brustkrebs nur sehr selten auf. Steigt der Fettanteil an, erhöht sich auch die Brustkrebsrate, und zwar unabhängig von einer weiteren Erhöhung der Fettzufuhr. Bei einem Fettanteil von 30 Prozent in der Nahrung sehen die Werte nicht anders aus als bei 40 Prozent.

Der kritische Schwellenwert

40 Prozent beträgt der normale Fettanteil der amerikanischen Durchschnittskost. Die Teilnehmerinnen, die in der Nurses Health Study als »fettarme« Esser eingestuft wurden, nahmen im Schnitt zwar deutlich weniger, jedoch in allen Fällen mehr als 20 Prozent Nahrungsfett zu sich. Damit lagen sie ganz klar über dem tierexperimentell festgestellten »Schwellenwert«. In Japan dagegen, das für seine niedrige Brustkrebsrate bekannt ist, beträgt der Fettanteil der traditionellen Küche zwischen 15 und 20 Prozent.

Weniger Fett bedeutet also nicht automatisch ein geringeres Brustkrebsrisiko. Um dies zu erreichen, muss offensichtlich jener Schwellenwert von 20 Prozent Nahrungsfett konsequent unterschritten werden.

Ein Fettanteil von weniger als 20 Prozent erfordert allerdings eine sehr konsequente Ernährungsumstellung. Er ist fast nur im Rahmen einer streng vegetarischen Ernährungsweise zu erreichen, wobei dann zusätzlich fettreiche Milch und Milchprodukte gemieden werden müssen. Eine solch fundamentale Ernährungsumstellung entspricht jedoch nicht der Intention des NCP-Programms, das im Gegenteil großen Wert darauf legt, leicht und ohne große Anstrengungen umsetzbar zu sein. Allzu starre Empfehlungen erweisen sich nämlich zumeist als wenig praxistauglich.

Gute Fette, schlechte Fette

Falls Sie also auf Fleisch, Fisch und Fette nicht vollständig verzichten möchten, bieten sich dennoch Möglichkeiten, wie Sie Ihr Brustkrebsrisiko vermindern können. Denn nicht alle Fette stellen für die Brust das gleiche Risiko dar. Im Gegenteil: Manche scheinen sogar vor Krebs zu schützen.

Omega-9-Fettsäuren sind schützende Fette; sie verringern das Brustkrebsrisiko.

Zu diesen schützenden Fetten zählt vor allem das Olivenöl mit seinem hohen Gehalt an Omega-9-Fettsäuren. Seit langem schon war es Epidemiologen aufgefallen, dass es auch innerhalb Europas deutliche Unterschiede in der Brustkrebshäufigkeit gibt. So ist z. B. in den Mittelmeerländern die Rate deutlich geringer. Ernährungsmediziner vermuteten als Grund hierfür den hohen Verbrauch an Olivenöl, der in allen diesen Ländern typisch ist. Mehrere Studien in Griechenland und in Spanien gingen daraufhin der Frage nach, inwieweit ein Zusammenhang zwischen dem Konsum von Olivenöl und der Brustkrebshäufigkeit besteht. Die Untersuchungen kamen unabhängig voneinander zu dem gleichen Ergebnis: Frauen, die zweimal täglich oder öfter Olivenöl zu sich nehmen, erkranken eindeutig seltener an Brustkrebs als andere.

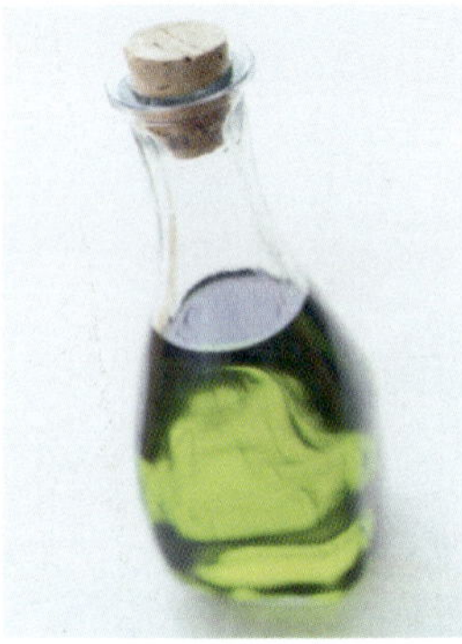

Zeit also für einen »Ölwechsel«, auch in der heimischen Küche. Verwenden Sie, wann immer es geht, Olivenöl. Allerdings mit einer wichtigen Ausnahme: Nutzen Sie es nicht zum Braten oder Frittieren. Kalt gepresste Öle sollten nicht ultrahoch erhitzt werden, sonst bilden sich Zwischenverbindungen, die ihrerseits wieder Krebs fördernd sind.

Noch wirksamer sind die Omega-3-Fettsäuren, die zudem vor Herzinfarkt schützen.

Einen noch wirksameren Schutz gegen Brustkrebs bieten offensichtlich die Omega-3-Fettsäuren, die hauptsächlich in Fischölen vorkommen. Auch hier führten epidemiologische Studien die Forscher auf die richtige Fährte. Ihnen war aufgefallen, dass Eskimos in Grönland so gut wie niemals einen Herzinfarkt erlitten. Und das, obwohl sie sich entgegen allen gängigen Empfehlungen extrem fettreich ernährten und weder Obst noch Gemüse in nennenswertem Umfang verzehrten. Ihren Energiebedarf decken sie hauptsächlich durch Fischöl. In diesem entdeckten die Wissenschaftler dann auch schließlich die herzschützende Substanz der »Eskimo-Diät«: die Omega-3-Fettsäuren.

Diese schützen offensichtlich nicht nur vor Arteriosklerose. Weitere Untersuchungen enthüllten einen zusätzlichen interessanten Aspekt: Während bei den Eskimos insgesamt der Herzinfarkt praktisch unbekannt ist, bekommen Eskimofrauen darüber hinaus so gut wie niemals einen Brustkrebs. Ihre Erkrankungsrate liegt noch unter der von Asiatinnen.

Auch hier sind es ganz offensichtlich die Omega-3-Fettsäuren, die einen entsprechenden Schutzfaktor gegen Brustkrebs darstellen. Diese Vermutung konnte inzwischen durch eine Reihe von Tierexperimenten bestätigt werden. Im Tierversuch schützten Omega-3-Fettsäuren nicht nur vor Krebs, sie verkleinerten sogar bereits bestehende Tumoren und verhinderten deren Aussaat in andere Organe.

Gesundheit aus dem Meer

Omega-3-Fettsäuren gehören somit zu den wirksamsten krebsprophylaktischen Substanzen, die wir zur Zeit kennen. Besonders hohe Konzentrationen finden sich in fetten Seefischen wie Hering, Lachs oder Makrele. Die empfohlene Dosis liegt bei 1 bis 2 Gramm pro Tag. Nun ist es durchaus nicht unbedingt jederfrau Sache, täglich Fisch zu essen – wir sind halt keine Eskimos. Allerdings ist es in diesem Fall überlegenswert, ob nicht eine zusätzliche Nahrungsergänzung sinnvoll ist. Omega-3-Fischöle gibt es sauber abgepackt – und vor allem geruchsfrei – als Kapseln zu je 1 Gramm (Apotheke). Mit ein bis zwei solcher Kapseln täglich decken Sie somit Ihren vollen Tagesbedarf.

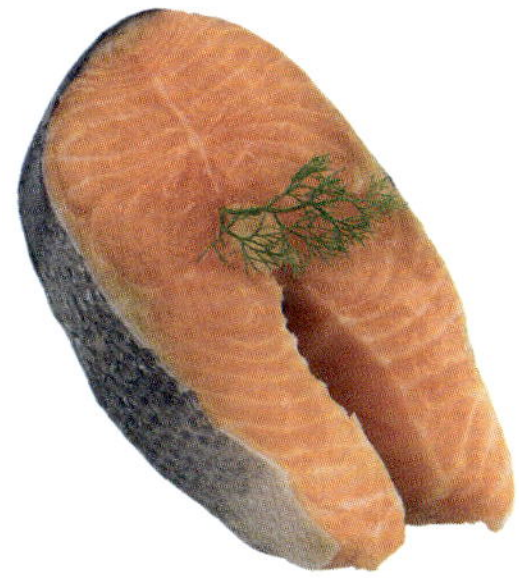

Welche Fette sollten Sie meiden?

Meiden Sie tierische Fette und verwenden Sie auch sparsam »gesunde Pflanzenöle«.

Und welches sind nun die »gefährlichen« Fette? Im Wesentlichen natürlich die gesättigten tierischen Fette, deren gesundheitsschädigende Wirkung schon seit langem bekannt ist und die hauptsächlich in rotem Fleisch sowie in Milch und Milchprodukten mit hohem Fettgehalt vorkommen. Aber auch die mehrfach ungesättigten Fette, die lange Zeit zur Prävention von Herzerkrankungen empfohlen wurden (Omega-6-Fettsäuren), stellen einen Risikofaktor dar. Diese so genannten »gesunden Pflanzenöle«, z.B. Distelöl und Traubenkernöl mit ihrem relativ hohen Gehalt an Gamma-Linolensäure, Linolsäure und Arachidonsäure, wirken sich zwar auf Herz und Gefäße tatsächlich günstig aus, an der Brustdrüse verstärken sie jedoch die Östrogenwirkung und steigern somit das Krebsrisiko. Ganz besonders gewarnt werden muss auch vor den so genannten gehärteten Fetten (Transfettsäuren), die sich in manchen Margarinen und in billigen Bratenfetten finden.

Auf noch einen weiteren wichtigen Aspekt muss in diesem Zusammenhang hingewiesen werden. Was wir essen, ist sicherlich von entscheidender Bedeutung, aber offensichtlich genauso wichtig ist die Frage, wie wir unser Essen zubereiten. Die

Auch die Zubereitung des Essens spielt eine wichtige Rolle: Entfernen Sie beim Fleisch verbrannte Stellen, da diese Krebs auslösende Stoffe enthalten.

amerikanische Iowa-Female-Health-Study lieferte hierzu im Mutterland der Steak-Kultur ein eindeutiges Ergebnis: Frauen, die ihre Fleischprodukte »well done«, also gut durchgebraten, bevorzugten, erkrankten doppelt so häufig an Brustkrebs wie diejenigen, die ihre Steaks »rare«, also nur wenig gegart genossen. Der Grund: Wird Fleisch zu stark erhitzt, entstehen an den verbrannten Stellen Benzpyrene und Nitrosamine, die bereits seit langem als Karzinogene bekannt sind. Die größte Gefahr geht dabei vom Grillen aus, wenn eventuell noch Verbrennungsprodukte der Heizmaterialien in die Grillware einziehen. Winken Sie also lieber höflich, aber entschieden ab, wenn Ihnen bei der nächsten Grillparty ein schwarz verkohltes Grillwürstchen oder ein halb versengtes Nackensteak vom brutzelnden Gastgeber als kulinarisches Highlight angeboten wird. Bemühen Sie sich grundsätzlich, bei allen erhitzen Nahrungsmitteln, das gilt nicht nur für Fleischprodukte, verbrannte Stellen zu entfernen oder liegen zu lassen. Und wenn Sie einmal ein richtig gutes Steak essen, dann nach dem Grundsatz: Besser innen rot als außen schwarz.

Zusammenfassung

Zusammenfassend kann man aus den bisherigen Erkenntnissen zum Thema Brustkrebs und Fette folgende Empfehlungen ableiten:

- Achten Sie auf Ihr Gewicht. Runter mit überflüssigem Fett! Denn je größer Ihre Fettdepots sind, desto mehr Hormonvorstufen können sie in Östrogen umwandeln. Dadurch werden die Östrogenspiegel im Blut unnötig erhöht.
- Wiegen Sie sich einmal in der Woche. Notieren Sie Ihr Gewicht in einem Heft.
- Rechnen Sie einmal im Monat Ihren BMI aus. Sorgen Sie dafür, dass Ihr BMI nicht weniger als 20 und niemals mehr als 25 beträgt.
- Essen Sie möglichst fettarm. Eine krebsprophylaktische Wirkung mag sich erst ab einem Fettanteil unter 20 Prozent einstellen, aber jedes Gramm weniger Nahrungsfett hilft, das Körperfett zu reduzieren.

- Am leichtesten wird Ihnen das Einsparen von Fett gelingen, wenn Sie sich auf eine vegetarische Ernährung umstellen.
- Da die üblichen Ernährungsempfehlungen von einem Fettanteil von 30 Prozent ausgehen, dürfen Sie getrost immer ein Drittel weniger für sich rechnen. Hierzu können Sie sich am Rezeptteil dieses Buches als rotem Faden orientieren.
- Bevorzugen Sie Lebensmittel, deren Fettgehalt leicht erkennbar ist. Meiden Sie Lebensmittel, die versteckte Fette enthalten (z. B. Wurst). Reduzieren Sie Ihren Verzehr von rotem Fleisch, Milch, Butter und Käse.
- Schneiden Sie von Nahrungsmitteln alles weg, was irgendwie verbrannt oder verkohlt aussieht.
- Meiden Sie auch die ehemals vielgepriesenen »gesunden« Pflanzenöle, die Omega-6-Fettsäuren enthalten, z. B. Distelöl und Traubenkernöl.
- Verwenden Sie täglich Olivenöl guter Qualität. Es enthält reichlich Omega-9-Fettsäuren.
- Schlucken Sie täglich 2 Kapseln (= 2 g) Fischöl. Sie decken damit Ihren krebsprophylaktischen Bedarf an Omega-3-Fettsäuren. Wenn Sie außerdem öfter ein Fischgericht verzehren, umso besser!

2 Die Krebsentstehung vermeiden – antioxidative Vitamine und sekundäre Pflanzenstoffe

Der Körper kann sich auf verschiedene Weise vor möglichen Krebsauslösern schützen.

Im Kapitel »Krebs – was ist das?« haben Sie gelesen, dass die Schädigung der Erbsubstanz im Zellkern durch Karzinogene und freie Radikale am Anfang jeder Krebsentstehung steht. Sie haben aber auch erfahren, dass unser Organismus eine Vielzahl von Strategien entwickelt hat, sich gegen diese potenziellen Krebsauslöser zu schützen. Karzinogene werden durch körpereigene Substanzen (Immunsystem) entgiftet und ausgeschieden, freie Radikale durch Antioxidanzien neutralisiert. Am Erbgut entstandene Schäden können durch spezielle Reparaturenzyme korrigiert werden, und selbst wenn bereits eine Krebszelle entstanden ist, hat der Körper noch immer die Möglichkeit, diese durch spezielle Abwehrzellen, z. B. »Natürliche Killerzellen«, zu vernichten.

Im Inneren unserer Zellen toben täglich von uns unbemerkt biologische Schlachten.

Der ständige Kampf unseres Organismus gegen Krebserreger und frühe Krebszellen spielt sich dabei allerdings von uns völlig unbemerkt ab. Wir spüren ihn nicht und können ihn auch mit den üblichen medizinischen Methoden wie Laboruntersuchungen oder Bild gebenden Verfahren nicht nachweisen. Was im Inneren unserer Zellen täglich passiert, wissen wir lediglich aufgrund aufwändiger molekularbiologischer Grundlagenforschungen und Experimente. Man hat anhand dieser Untersuchungen berechnet, dass jede einzelne Körperzelle täglich etwa 10 000 Angriffe von freien Radikalen abwehren muss.

Krebsprophylaxe muss bereits vor der Tumorentstehung einsetzen

Von diesen Attacken bemerken wir nichts. Spürbar sind lediglich die Folgen, wenn alle körpereigenen Schutzmechanismen zur Krebsabwehr versagt haben und aus einer einzelnen Krebszelle nach jahrelangem unbemerktem Wachstum und vielfachen Teilungen eine sichtbare oder tastbare Krebsgeschwulst entstanden ist. Im Prinzip ist diese Krebsgeschwulst Ausdruck der Tatsache, dass der Körper seinen Kampf gegen den Krebs bereits verloren hat. Ohne massive Eingriffe von außen ist das Wachstum dieser bösartigen Geschwulst dann meist nicht mehr zu stoppen. Eine Heilung in diesem Stadium ist also nur noch durch radikale Maßnahmen wie Operation, Bestrahlung und/oder Chemotherapie möglich. In vielen Fällen sind allerdings selbst diese aggressiven Therapien bereits nicht mehr erfolgreich.

Richtige Ernährung kann viel zur Krebsvorbeugung beitragen. Sie unterstützt unseren Körper bei der Krebsabwehr.

Unsere Bemühungen im Kampf gegen den Krebs sollten sich daher in einem viel größeren Ausmaß darauf konzentrieren, unseren Körper bei seinen täglichen Abwehrkämpfen gegen die Krebsentstehung aktiv zu unterstützen. In diesen frühen Stadien lassen sich mit wesentlich geringeren Mitteln deutlich größere Erfolge erzielen. Die Möglichkeiten zu einer echten Krebsprävention haben wir – sie stecken zum großen Teil in unserer Nahrung.

Bioaktive Substanzen

Noch vor wenigen Jahren lag das Hauptaugenmerk der Forschung im Wesentlichen darauf, möglicherweise »Krebs erregende« Stoffe in unseren Lebensmitteln zu erkennen und zu eliminieren. Auf diesem Gebiet liegen uns mittlerweile recht gut gesicherte Erkenntnisse vor. Die Zufuhr bekannter Karzinogene zu vermeiden ist daher ein wichtiger Bestandteil der Krebsprävention. Seit einiger Zeit jedoch setzt die Forschung neue Schwerpunkte. Nicht mehr die potentiell Krebs auslösenden Bestandteile unserer Nahrung stehen im Mittelpunkt des Interesses, sondern vielmehr die Krebs vorbeugenden Substanzen, die sich ebenfalls in großer Zahl in unseren Lebensmitteln befinden. Neben bestimmten Vitaminen und Spurenelementen spielen dabei vor allem die so genannten sekundären Pflanzenstoffe eine entscheidende Rolle. Viele dieser bioaktiven Substanzen sind nicht nur äußerst wirksame Antioxidanzien, sondern sie unterstützen den Organismus auch in anderen Stadien der Krebsbekämpfung – vom gezielten Abbau von Karzinogenen bis zur Stimulation tumorspezifischer Abwehrzellen. Bevor wir uns aber mit diesen hochinteressanten Stoffen näher befassen, wollen wir uns zunächst einer Substanzgruppe widmen, deren antioxidative Wirkung schon relativ frühzeitig erkannt und genutzt wurde: den Vitaminen.

Krebs vorbeugende Substanzen in unserer Nahrung sind vor allem Vitamine, Spurenelemente und sekundäre Pflanzenstoffe.

Drei Vitamine und ein Spurenelement sind es hauptsächlich, die aufgrund ihrer Molekülstruktur als besonders effektive Radikalenfänger gelten. Sie sind sozusagen die »erste Generation von Antioxidanzien«. Es handelt sich um die Vitamine A, C und E sowie um den Mineralstoff Selen. Wir wollen diese Substanzen im Folgenden kurz vorstellen.

Vitamin A

Vitamin A (Retinol) spielt eine wichtige Rolle beim Erhalt der Sehkraft. Außerdem ist es an der Regeneration der Haut und der Schleimhäute beteiligt und stärkt die Infektabwehr. In unserer Nahrung kommt es hauptsächlich in Möhren, Grünkohl, Spinat und Feldsalat vor, aber auch in gelben und orangefarbenen Früchten wie z. B. Aprikosen, Honigmelonen oder Papaya. Die empfohlene Tageszufuhr liegt bei 0,8 bis 1 mg, eine Menge,

Vitamin A findet sich hauptsächlich in Möhren, Grünkohl, Spinat und Feldsalat sowie in gelben und orangefarbenen Früchten.

die mit einer obst- und gemüsereichen Kost gut über die Nahrung abgedeckt werden kann. Allerdings ist dabei zu berücksichtigen, dass Vitamin A ein fettlösliches Vitamin ist und bei sehr fettarmer Ernährung weniger gut verwertet wird. Dennoch empfiehlt sich eine zusätzliche Einnahme von reinen Vitamin-A-Präparaten in den seltensten Fällen, zumal Vitamin A eines der wenigen Vitamine ist, für das in sehr hohen Dosen auch toxische, also giftige Nebenwirkungen beschrieben sind.

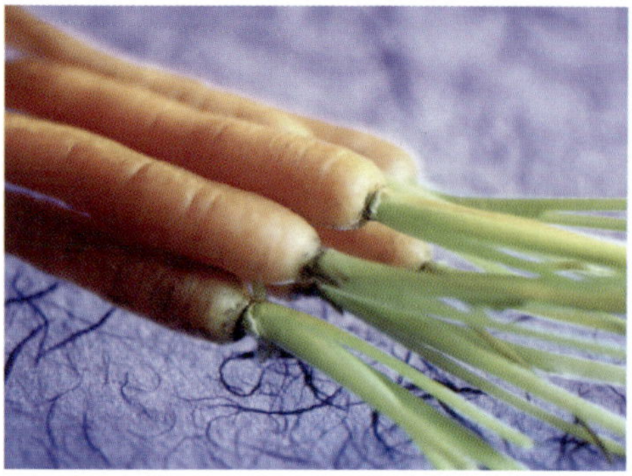

Im Übrigen scheint es auch gar nicht so sehr das Vitamin A selbst zu sein, das die erwünschten antioxidativen Wirkungen entfaltet, sondern vielmehr eine seiner Vorstufen, das Beta-Carotin (Provitamin A). Beta-Carotin gehört zur Familie der Carotinoide. Dies sind Pflanzenpigmente, die den Obst- und Gemüsesorten ihre charakteristische Farbe verleihen. Die antioxidative Wirkung der Carotinoide ist offensichtlich noch deutlich höher als die des Vitamins. Im Abschnitt über die sekundären Pflanzenstoffe (siehe Seite 68) werden wir auf diese Substanzgruppe näher eingehen.

Vitamin C

Vitamin C ist vor allem enthalten in Feldsalat, Grapefruits, Hagebutten, Johannisbeeren, Kiwis, Kohlrabi, Mangos, Orangen, Paprika, Petersilie, Sanddornsaft, Stachelbeeren, Tomaten, Zitronen.

Vitamin C (Ascorbinsäure) ist wohl das bekannteste Vitamin überhaupt. Die Vitamin-C-Mangelerkrankung Skorbut war in früheren Jahrhunderten der Schrecken der Seeleute. Auf den häufig wochen- und monatelangen Seefahrten, bei denen die Besatzung hauptsächlich von Schiffszwieback und Pökelfleisch leben musste, führte das Fehlen von frischem Obst und Gemüse und damit der Mangel an Vitamin C zu dieser schweren, häufig sogar tödlich verlaufenden Erkrankung. Vitamin C hat nämlich eine zentrale Bedeutung für den Zell-, Eiweiß- und Energiestoffwechsel sowie für die Infektabwehr.

An Skorbut erkrankt in unseren Breiten inzwischen niemand mehr. Uneinigkeit besteht allerdings noch immer über die Frage, wie hoch die tägliche Vitamin-C-Zufuhr sein soll. Zum Schutz vor Mangelerkrankungen reichen sicherlich die von der

Deutschen Gesellschaft für Ernährung empfohlenen 100 mg täglich aus. Um aber die vorbeugenden und antioxidativen Effekte des Vitamins C zu nutzen, empfehlen manche Ernährungsexperten deutlich höhere Dosen von bis zu 1000 mg täglich und mehr. Einer der bekanntesten Verfechter einer ultrahoch dosierten Vitaminzufuhr war der zweifache Nobelpreisträger Linus Pauling, der selbst täglich 18 g (!) Vitamin C zu sich nahm. Geschadet hat es ihm offensichtlich nicht. Pauling wurde 93 Jahre alt.

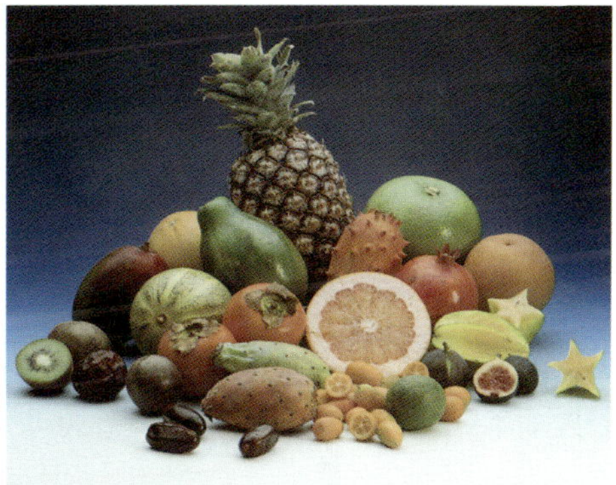

Hohe Dosen Vitamin C sind nicht ratsam. Auch kann der Körper Vitamin C nicht speichern.

Dennoch rate ich nicht zu einer generellen Hochdosistherapie mit Vitamin C und auch nicht zu einer allgemeinen Supplementierung. Vitamin C ist lediglich eines unter einer Vielzahl wirksamer Antioxidanzien. Wenn Sie sich bemühen, das gesamte Spektrum von Antioxidanzien und sekundären Pflanzenstoffen über die Nahrung zu sich zu nehmen, genießen Sie einen wesentlich besseren Krebsschutz, als wenn Sie sich auf ein Antioxidans allein konzentrieren und dieses in extrem hohen Dosen konsumieren. Damit können Sie nämlich leicht das fein abgestimmte Gleichgewicht dieser Stoffe durcheinander bringen.

Noch ein weiterer Aspekt kommt hinzu. Vitamin C gehört zu den wasserlöslichen Vitaminen und kann von unserem Körper so gut wie nicht gespeichert werden. Eine Vitamin-C-Zufuhr »auf Vorrat« ist daher nicht möglich. Im Übermaß zugeführtes Vitamin C wird also zumeist unverstoffwechselt wieder ausgeschieden. Auch insofern ist es wesentlich sinnvoller, wenn Sie dieses Vitamin zusammen mit Obst und Gemüsen in kleineren Mengen – dafür aber mehrmals über den Tag verteilt – zu sich nehmen.

Vitamin E

Unter den antioxidativen Vitaminen gilt das Vitamin E (α-Tocopherol) inzwischen als das wirksamste. Neben seiner Funktion als Radikalenfänger verbessert es auch noch die Fließeigenschaften des Blutes und verhindert die Oxidation des gefährlichen LDL-Cholesterins. Auf diese Weise schützt es nachhaltig vor Arteriosklerose und Herz-Kreislauf-Erkrankungen. Schließlich beeinflusst Vitamin E auch die vielfältigen Prozesse von Sexualität und Fortpflanzung. Insbesondere bei der Männerwelt steht es daher in dem Ruf, die Lust zu steigern und die Spermien auf Trab zu bringen – ein Umstand, der sicherlich nicht unwesentlich zu dem Erfolg von Vitamin-E-Präparaten beigetragen hat.

Der Vitamin-E-Bedarf ist kaum über die normale Nahrung zu decken. Vitamin E findet sich vor allem in sehr fettreichen Nahrungsmitteln.

Aphrodisiakum hin oder her – Vitamin E ist eine der wenigen Substanzen, bei denen eine Nahrungssupplementierung, d. h. die zusätzliche Zufuhr von Ergänzungspräparaten, tatsächlich sinnvoll ist. Der Grund ist einfach erklärt. Um die antioxidative Wirkung von Vitamin E zu nutzen, empfehlen Fachleute inzwischen Tagesdosen von mindestens 400 I.E. (= internationale Einheiten). Es ist aber nahezu unmöglich, diesen Tagesbedarf über die normale Nahrung zu decken. Hinzu kommt, dass die wesentlichen Vitamin-E-Lieferanten Pflanzenöle und andere Fette sowie Mandeln und Haselnüsse sind, alles also extrem fettreiche Nahrungsmittel.

Ein Esslöffel Weizenkeimöl enthält ca. 35 I.E. Vitamin E bei einem Brennwert von 120 Kilokalorien. Die gleiche Menge an Vitamin E findet sich auch in 100 g Haselnüssen, diese enthalten sogar 800 Kilokalorien. 400 I.E. Vitamin E aufzunehmen wäre also nur in Form von täglichen »Kalorienbomben« möglich. Dass dies nicht sinnvoll ist, liegt auf der Hand. Darüber hinaus würde der hohe Fettanteil einer solchen Kost einen zusätzlichen Risikofaktor für den Brustkrebs darstellen.

Im Falle des Vitamins E sind daher entsprechende Zusatzpräparate tatsächlich sinnvoll. Achten Sie jedoch darauf, möglichst natürliches Vitamin E zuzuführen, da dieses von der Leber besser verarbeitet werden kann. Natürliches Vitamin E wird als »d-α-Tocopherol« gekennzeichnet. Synthetische Präparate sind mit »dl« beschriftet.

Selen

Selen ist ein Mineralstoff, der sich in der Krebsprävention schon seit einigen Jahren großer Beliebtheit erfreut. Der Grund liegt nicht nur in der ausgeprägten antioxidativen Wirkung der

Substanz. Selen ist auch Bestandteil des Enzyms Glutathionperoxidase, das in der körpereigenen Abwehr von Karzinogenen und freien Radikalen eine Schlüsselrolle spielt. Selen findet sich in hohen Konzentrationen in Schalentieren wie Hummern und Garnelen. Für die tägliche Nahrungszufuhr bedeutender ist sicherlich sein Vorkommen in bestimmten Getreidesorten, wie z. B. dem Weizen.

Selen ist ein Spurenelement und äußerst wirksam bei der Neutralisierung von freien Radikalen.

Der Selengehalt des Getreides ist dabei wesentlich abhängig vom Selenreichtum des Bodens, auf dem das Getreide wächst. In China und in Teilen der USA gibt es Regionen mit extrem selenarmen Böden. In diesen Gebieten konnte tatsächlich eine allgemein erhöhte Krebsrate festgestellt werden, die zumindest teilweise auf den Selenmangel zurückgeführt wird. Auch die Rate an Herzinfarkten und Schlaganfällen war in diesen Gebieten überdurchschnittlich hoch.

In solchen »Selenmangelgebieten« und bei erwiesenem Selenmangel empfiehlt sich die zusätzliche Einnahme von Selenpräparaten. Der Nachweis, dass eine allgemeine Zufuhr von zusätzlichem Selen oder eine besonders hohe Dosierung dieser Substanz die Krebshäufigkeit senkt, konnte bisher allerdings nicht erbracht werden. Eine unkritische Einnahme von Selenpräparaten kann daher nicht empfohlen werden. Sie ist auch

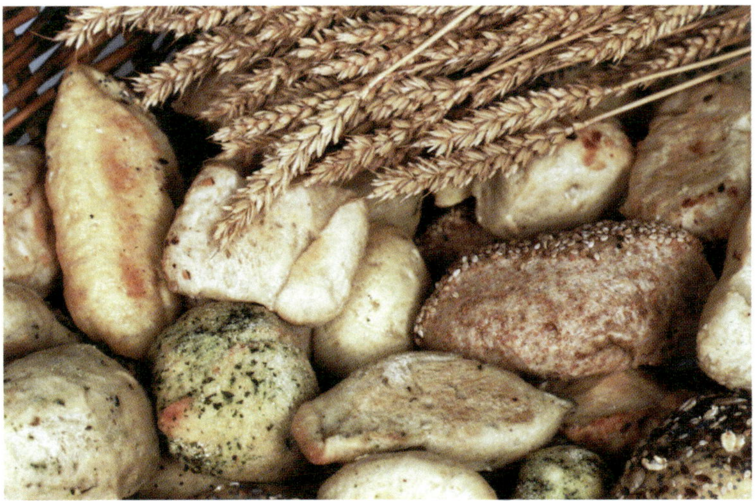

Selen kommt in bestimmten Getreidesorten vor.

deshalb bedenklich, weil Selen in sehr hohen Dosen toxische Wirkungen entfaltet.

Selen aus der Natur

Von Natur aus relativ selenreich sind außer Fisch und Innereien vor allem Nüsse, Getreide (je nach Boden), Kohl, Petersilie. Tipp: Kaufen Sie möglichst Produkte der Region, dort können Sie am leichtesten in Erfahrung bringen, ob mit einem Selenmangel zu rechnen ist.

Gesund durch noch mehr Vitamine – die orthomolekulare Medizin

Multivitamin- und Mineralstofftabletten sind kein Ersatz für eine gesunde Ernährung. Mehrfach habe ich in diesem Buch darauf hingewiesen, wie wichtig es ist, dass Sie Obst und Gemüse in ausreichenden Mengen, am besten 5 Portionen über den Tag verteilt, zu sich nehmen. Dies ist nicht zuletzt auch deshalb für eine Krebsprävention entscheidend, weil Sie nur dadurch jene sekundären Pflanzenstoffe aufnehmen, die in den handelsüblichen Präparaten gar nicht enthalten sind. Abgesehen davon benötigt Ihr Magen-Darm-Trakt ein gewisses Füllungsvolumen, um ordentlich arbeiten zu können.

Dennoch gibt es eine zunehmende Zahl von Medizinern, die eine über die gewohnte Versorgung hinausgehende Vitaminzufuhr befürworten. Sie führen dafür hauptsächlich zwei Argumente an:

Der Vitamingehalt von Obst und Gemüse hat in den letzten Jahren immer mehr abgenommen.

Erstens hat der Vitamingehalt unserer Nahrung, auch der von Obst und Gemüse, in den letzten Jahren immer mehr abgenommen. Wissenschaftler des Bundesgesundheitsamtes haben im Rahmen einer repräsentativen Stichprobe auf dem Karlsruher Wochenmarkt festgestellt, dass ein Apfel heute etwa 80 Prozent weniger Vitamine enthält als noch vor 10 Jahren. Das so genannte »frische« Obst in unseren Lebensmittelgeschäften ist in den seltensten Fällen tatsächlich frisch. Um die weiten Transportwege zu überstehen und möglichst lange haltbar zu bleiben, wird Obst heute meist in unreifem Zustand geerntet. Der damit verbundene Vorteil der besseren Haltbarkeit geht al-

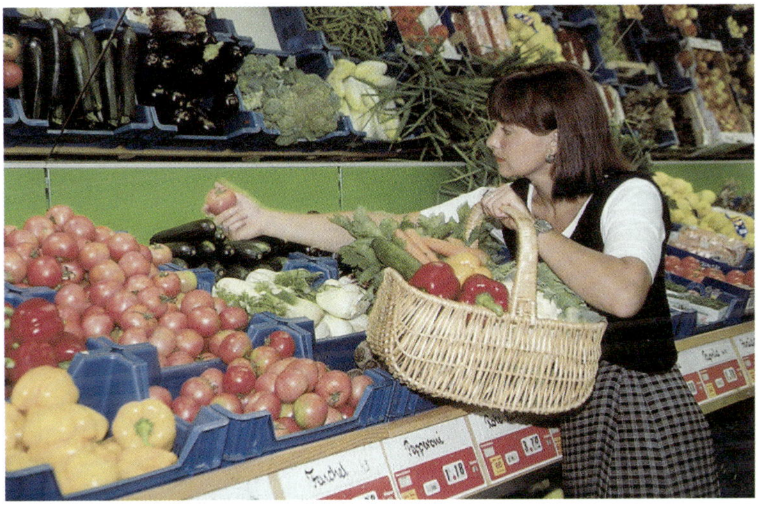

Unreif geerntetes Obst in den Lebensmittelgeschäften enthält deutlich weniger Vitamine als frisches Obst.

lerdings deutlich zu Lasten des Nährstoffgehaltes. Unreifes Obst enthält von Beginn an weniger Vitamine und verliert diese noch mit jedem weiteren Tag der Lagerung. Es wird also immer schwieriger, seinen Vitaminbedarf ausschließlich über die normale Ernährung zu decken.

Das zweite Argument für eine zusätzliche Gabe von Vitaminen ist wahrscheinlich noch gewichtiger. Die bisherigen Empfehlungen bezüglich des Tagesbedarfs an Vitaminen beziehen sich hauptsächlich auf die Vermeidung von Vitaminmangelkrankheiten. Sie stammen aus einer Zeit, als über die Funktion der Vitamine als Radikalenfänger noch wenig bekannt war. Die neueren Erkenntnisse, wonach antioxidativ wirkende Vitamine vor Krebs und vor Herz-Kreislauf-Erkrankungen schützen, lassen diese Empfehlungen jedoch in einem ganz anderen Licht erscheinen. Plötzlich geht es nicht mehr um den Ausgleich eines möglichen Mangels, sondern um die Vorbeugung gefährlicher Erkrankungen. Die hierzu empfohlenen Dosierungen lassen sich allerdings über die Nahrung allein kaum noch zuführen.

Die erforderliche Menge an Vitaminen zur Vorbeugung von Krebs und Herz-Kreislauf-Erkrankungen ist über die Nahrung nicht mehr zu decken.

Und so setzt sich inzwischen auch unter skeptischen Medizinern bezüglich der Vitamine zunehmend die Erkenntnis durch: Viel hilft viel – und ein Mehr an Vitaminen hilft wahrscheinlich noch mehr. Die Lehre, dass durch zusätzliche Einnahme von Vitaminen, Spurenelementen und körpereigenen Stoffen die Gesundheit erhalten und die Vitalität gesteigert werden kann, hat inzwischen auch einen eigenen Namen: Orthomolekulare Medizin.

Antioxidanzien wirken im Verbund.

Als Begründer dieses Konzeptes gilt der amerikanische Biochemiker und zweifache Nobelpreisträger Linus Pauling, der bereits in den 60er-Jahren die Einnahme von hoch dosiertem Vitamin C zur Krankheitsprophylaxe empfahl. Damals noch von der Mehrzahl seiner Kollegen als Spinner abgetan, finden seine Ideen heutzutage immer mehr Anhänger. Statt der alleinigen ultrahohen Gabe von Vitamin C wird inzwischen allerdings eine ausgewogene und aufeinander abgestimmte Vitaminzufuhr empfohlen. Vitamine entfalten ihre optimale Wirkung nämlich am besten im Verbund als »antioxidatives Netzwerk«. Ein gutes orthomolekulares Präparat zeichnet sich also nicht in erster Linie durch eine hohe Dosierung aus, sondern durch eine gute Zusammenstellung möglichst vieler Antioxidanzien.

Linus Pauling, der geistig frisch und körperlich fit ein Alter von 93 Jahren erreichte, ist ein weiteres Beispiel dafür, wie medizinische »Quereinsteiger« die Heilkunde durch ihre originellen Denkansätze bereichern können. Im angelsächsischen Raum ist das orthomolekulare Konzept längst fest etabliert und gilt als »komplementäre Medizin«. Die Entdeckung, dass körpereigene Substanzen ein Schlüssel zum Erhalt der Gesundheit sind, wird dort als wesentliche Bereicherung der Schulmedizin aufgefasst.

Exkurs

Krebs und Altern – die Anti-Aging-Medizin

Seit einiger Zeit etabliert sich in der Medizin ein weiterer neuer Fachbereich: die Anti-Aging-Medizin. Ziel dieser neuen Fachrichtung ist nicht die Behandlung von Erkrankungen im Alter, sondern die Beeinflussung des Alterns an sich. Der Prozess des Alterns soll, wenn nicht gestoppt, so doch zumindest verlangsamt werden.

Die Anti-Aging-Medizin ist unter Medizinern durchaus nicht unumstritten. Kritische Fragen werden laut: Ist und bleibt es nicht Aufgabe des Arztes, Krankheiten zu behandeln? Altern an sich ist ja keine Krankheit, sondern ein ganz natürlicher Prozess. Wenn dem allerdings so ist – warum soll man dann das Altern mit medizinischen Mitteln beeinflussen? Und schließlich: Sollten Ärzte sich dazu hergeben, einem fragwürdigen gesellschaftlichen Ideal von ewiger Jugend mit medizinischen Mitteln nachzuhelfen?

Die Fragen sind gewiss berechtigt. Dennoch gehen sie am Kern der Sache vorbei. So strikt lassen sich die Bereiche »Altern« und »Krankheit« nämlich nicht trennen. Selbstverständlich ist Altern ein natürlicher Prozess und keine Krankheit. Dennoch sind inzwischen die meisten Erkrankungen, die in den westlichen Industrienationen behandelt werden, solche, die erst in der zweiten Lebenshälfte auftreten und somit eng mit dem Alterungsprozess verbunden sind. Dies gilt z. B. für die Osteoporose. Am deutlichsten wird der Zusammenhang zwischen Krankheit und Altern bei der Alzheimer-Krankheit. Dem schleichenden Gedächtnisverlust fallen aufgrund der allgemein gestiegenen Lebenserwartung immer mehr Menschen zum Opfer.

Aber es gibt noch eine weitere Krankheit, die man zu den »alterassoziierten Erkrankungen« zählen muss: Krebs. Zwar tritt Krebs gelegentlich bereits auch schon bei Kindern und Jugendlichen auf. Im Wesentlichen ist es jedoch eine Erkrankung des höheren Lebensalters. 80 Prozent aller Krebsfälle entstehen nach dem 55. Lebensjahr. Daher registrieren wir auch eine immer höhere Rate an Krebserkrankungen bei einer allgemeinen Zunahme der Lebenserwartung. Das trifft für den Brustkrebs genauso zu. Vor dem 40. Lebensjahr ist er eine eher seltene Erkrankung. Drei Viertel aller Fälle treten zwischen dem 50. und 70. Lebensjahr auf.

Das ist nicht verwunderlich. Viele Faktoren, die für den Alterungsprozess an sich verantwortlich sind, spielen auch bei der Krebsentstehung eine Rolle. Dazu gehört die Wirkung von freien Radikalen, eine Zunahme von genetischen Schädigungen, eine nachlassende Fähigkeit des Organismus, diese zu reparieren, eine verminderte körpereigene Immunabwehr etc. In der Grundlagenforschung können Anti-Aging-Mediziner und Krebsspezialisten viel voneinander lernen.

Und nicht nur dort. Anti-Aging-Medizin ist im Wesentlichen eine »Lebensstilmedizin«. Sie beruht auf der Erkenntnis, dass viele altersbedingte Erscheinungen und Erkrankungen eben nicht schicksalhaft sind, sondern sich durch den persönlichen Lebensstil beeinflussen lassen.

Der Osteoporose lässt sich durch die ausreichende Zufuhr von Calcium und Vitamin D sowie durch ein entsprechendes Bewegungsprogramm vorbeugen. Herz-

Kreislauf-Erkrankungen lassen sich durch eine cholesterinarme Diät und ausreichende körperliche Aktivität verhindern. Selbst dem Morbus Alzheimer kann man vorbeugen oder ihn zumindest hinauszögern – durch die Zufuhr von Antioxidanzien, die Einnahme pflanzlicher Heilmittel wie Gingko biloba und vor allem durch ein gezieltes Training unserer grauen Zellen, dem »Gehirnjogging«.

Dieses Wissen zu verbreiten, besonders gefährdete Personen frühzeitig zu identifizieren und bei ihnen mit einem besonders intensiven Präventionsprogramm zu beginnen ist das Ziel von Anti-Aging in seiner serösen Variante. Die Erkenntnis, dass auch die Alterserkrankung Krebs durch ein gezieltes Lebensstilprogramm aus Ernährung, Bewegung und dem Vermeiden von Risikofaktoren beeinflussbar ist, hat eine nicht zu unterschätzende Bedeutung im Kampf gegen eine Erkrankung, die immer noch für ein Viertel aller Todesfälle in Deutschland verantwortlich ist.

Sekundäre Pflanzenstoffe

Einige sekundäre Pflanzenstoffe übertreffen die Wirksamkeit der Vitamine als Radikalenfänger bei weitem.

Während die vielfältigen Funktionen der Vitamine bereits seit vielen Jahren bekannt sind und ihre antioxidative Wirkung schon seit längerem untersucht wird, sind die so genannten sekundären Pflanzenstoffe in der wissenschaftlichen Forschung ein relativ neues Thema. Im Gegensatz zu den »primären Pflanzenstoffen«, den Eiweißen, Kohlenhydraten und Fetten, dienen sekundäre Pflanzenstoffe nicht zur Deckung des Energiebedarfes. Sie sind auch nicht – wie die Vitamine – an der Aufrechterhaltung unmittelbar lebenswichtiger Körperfunktionen beteiligt. Deshalb hielt man diese Substanzen lange Zeit für weniger wichtig, also für »sekundär«. Mit der zunehmenden Erkenntnis, welch entscheidende Schutzfunktion antioxidative Substanzen bei der Vorbeugung von Krebs und Herz-Kreislauf-Erkrankungen ausüben, wuchs jedoch auch das Interesse an den sekundären Pflanzenstoffen. Denn unter diesen bioaktiven Substanzen finden sich einige Radikalenfänger, die die Wirksamkeit der als antioxidativ bekannten Vitamine und auch die des Selens bei weitem übertreffen.

Der Oberbegriff »sekundäre Pflanzenstoffe« bezeichnet eine Vielzahl unterschiedlicher chemischer Verbindungen, die ausschließlich von Pflanzen gebildet werden. Bisher kennen wir etwa 40 000 solche Verbindungen. Ihre tatsächliche Zahl wird jedoch wesentlich höher geschätzt. Typische sekundäre Pflanzenstoffe sind z. B. Farb-, Duft- oder Aromastoffe. Diese wiederum erfüllen sehr unterschiedliche Funktionen im Leben einer Pflanze. So dienen bestimmte Duftstoffe dazu, Vögel oder Insekten anzulocken, die dann die Pflanzensamen aufnehmen und weiter verbreiten und somit die Fortpflanzung der Art sichern.

Eine der Hauptaufgaben der sekundären Pflanzenstoffe besteht darin, die Pflanze zu schützen – z. B. vor Viren, Schädlingen, Fressfeinden oder der Wirkung des UV-Lichtes. Auch für die Pflanze selbst sind diese Substanzen also in erster Linie Schutz- und Abwehrstoffe – und in genau diesem Sinne können wir sie auch für uns nutzen.

Auch Pflanzen müssen sich schützen

Wir haben bereits erfahren, dass das Sonnenlicht über seinen UV-Anteil maßgeblich für die Entstehung von freien Radikalen verantwortlich ist. Für eine Pflanze ist diese Tatsache von besonderer Bedeutung. Zum einen ist für sie das Sonnenlicht lebensnotwendig, da sie es im Rahmen der Photosynthese zur Erzeugung von Energie nutzt. Auf der anderen Seite ist eine Pflanze aber auch den schädigenden Einflüssen der UV-Strahlung viel intensiver ausgesetzt als Tiere oder Menschen, die sich bei zu viel Sonnenlicht in den Schatten zurückziehen können. Eine Pflanze, die auf dem Feld steht, hat diese Möglichkeit nicht. Deshalb muss sie gegen die schädigenden Einflüsse des Sonnenlichtes ganz besonders wirksame Schutzmechanismen entwickeln.

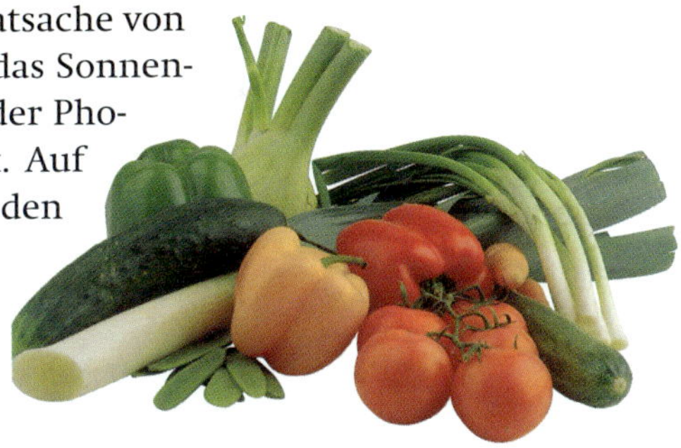

So wie wir uns gegen die UV-Strahlen durch die vermehrte Bildung von Pigmenten in unserer Haut schützen (die modisch sportliche Sonnenbräune), so hilft sich auch die Pflanze durch Pigmente, die sie in ihre äußeren Zellschichten einlagert. Da es sich hierbei um so genannte »Farbpigmente« handelt, färbt sich die Pflanze allerdings nicht braun, sondern erhält durch diese

Farbpigmente, mit denen sich die Pflanzen vor dem Sonnenlicht schützen, wirken ebenfalls in hohem Maße antioxidativ.

Substanzen ihre charakteristische bunte Farbe. Das leuchtende Rot einer Tomate oder das satte Goldgelb einer Aprikose beruht auf solchen Farbpigmenten. Was sie in unserem Zusammenhang interessant macht, ist ihre besonders hohe antioxidative Wirksamkeit. Die beiden wesentlichen Gruppen von Pflanzenpigmenten sind die Carotinoide und die Flavonoide.

Beta-Carotin

Das antioxidativ wirkende Pflanzenpigment Beta-Carotin findet sich hauptsächlich in Möhren und Süßkartoffeln.

Beta-Carotin ist hauptsächlich bekannt als Vorstufe des Vitamins A. Entgegen früheren Meinungen wird es allerdings nicht erst nach seiner Umwandlung zum vollwertigen Vitamin wirksam. Im Gegenteil: Seine antioxidative Wirkung entfaltet es hauptsächlich in Form seiner Vorstufe. Die Aufnahme von Beta-Carotin erfolgt am besten über die Nahrungsmittel. Hohe Konzentrationen finden sich vor allem in Möhren und Süßkartoffeln, aber auch Petersilie, Kerbel, Brokkoli, Fenchel und Feldsalat – um nur einige weitere zu nennen – enthalten reichlich Beta-Carotin. Isoliertes Beta-Carotin in Form von hochdosierten Präparaten zusätzlich zu schlucken erscheint wenig sinnvoll. Eine häufig zitierte Studie an finnischen Rauchern, die Beta-Carotin in hohen Dosen zu sich nahmen, zeigte, dass diese nicht seltener Lungenkrebs entwickelten als eine Vergleichsgruppe. Die Krebsrate lag in der Beta-Carotingruppe sogar noch etwas höher. Auch dies beweist: Die krebsprophylaktische Wirkung sekundärer Pflanzenstoffe entfaltet sich in ihrer Gesamtheit und im Zusammenwirken der unterschiedlichen Substanzen. Es ist unsinnig, nur eine einzelne Substanz isoliert zur Krebsprävention herauszunehmen und diese in hohen, eventuell sogar überhöhten Dosierungen zuzuführen. Die Einnahme von Tabletten kann niemals ein Ersatz für eine gesunde Lebensführung sein!

Lykopin

Lykopin hat die doppelte Wirkungskraft wie Beta-Carotin und schützt Männer vor dem Prostatakrebs.

Ein relativ neu entdeckter, aber offensichtlich ungemein wirksamer Radikalenfänger ist das Lykopin. Lykopin ist das Pigment, das den Tomaten ihre rote Farbe verleiht. Laboruntersuchungen haben gezeigt, dass die antioxidative Wirkung des Lykopins die des Beta-Carotins um mehr als das Doppelte übertrifft. Darüber hinaus inaktiviert Lykopin gezielt eine besonders aggressive Form von freien Radikalen, den so genannten Singulett-Sauerstoff. Speziell für Männer scheint Lykopin noch von zusätzlichem Interesse zu sein. Eine Reihe von Studien belegt eine besondere Schutzfunktion der Substanz vor dem Prostatakrebs.

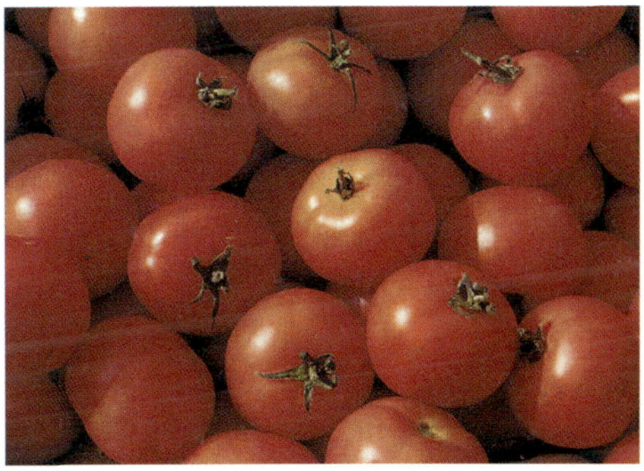

Tomaten gegen Tumoren.

Im Gegensatz zu den meisten anderen sekundären Pflanzenstoffen ist Lykopin jedoch am besten wirksam, wenn es gekocht oder anderweitig verarbeitet zugeführt wird. Aus frischen Tomaten kann unser Verdauungstrakt nur begrenzte Mengen an Lykopin aufnehmen, da dieses schwer zugänglich in den Pflanzenzellen der Tomate verpackt ist. Beim Kochen jedoch werden die Zellwände aufgebrochen und das Lykopin ist leichter verfügbar. Der beste Lykopinlieferant sind daher die Tomatensoßen. Selbst das sonst so verpönte Ketschup enthält beachtliche Mengen des roten Radikalenfängers. Schließlich sind auch Säfte eine gute Lykopinquelle. Beginnen Sie daher Ihren Tag am besten mit einem Glas Gemüse- oder Tomatensaft.

Lutein und Zeaxanthin

Diese beiden Carotinoide finden sich vor allem in dunkelgrünem Blattgemüse wie Spinat oder Feldsalat. So wie das Lykopin offensichtlich einen besonderen Schutz gegen Prostatakrebs bietet, so scheinen diese Substanzen gezielt dem Brustkrebs vorzubeugen. Diesen Zusammenhang legen zumindest erste Studien über die neu entdeckten Pflanzenstoffe nahe. Inwieweit diese ersten Ergebnisse durch weitere Untersuchungen bestätigt werden, bleibt abzuwarten. Die gezielte Zufuhr von Lutein (einem Alpha-Carotin) und Zeaxanthin (einem Beta-Carotin) über die Ernährung ist allerdings schon aufgrund ihrer hohen antioxidativen Wirkung uneingeschränkt zu empfehlen.

Flavonoide

Flavonoide sind u. a. in Äpfeln, Zwiebeln und Grünem Tee enthalten. Das Quercetin beugt auch der Arteriosklerose vor.

Neben den Carotinoiden sind es vor allem die Flavonoide, die den Obst- und Gemüsesorten ihre charakteristische Farbe verleihen. Wichtigster Vertreter der Flavonoide ist das Quercetin, das sich z. B. in Äpfeln und Zwiebeln findet. Besonders reich an

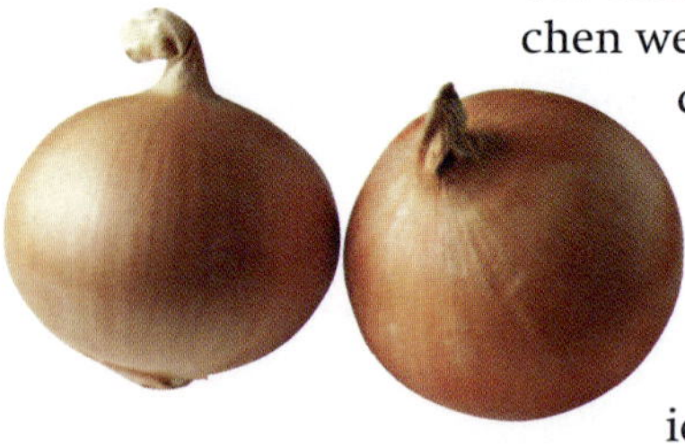

Quercetin sind auch die verschiedenen Teesorten, vor allem der Grüne Tee, den wir in einem gesonderten Abschnitt besprechen werden. Als besonders potenter Radikalenfänger ist Quercetin dabei nicht nur zur Krebsprophylaxe wichtig. Indem es die Oxidation des gefährlichen LDL-Cholesterins verhindert, schützt es gleichzeitig auch die Gefäßwand und beugt so der Arteriosklerose vor.

Die ausgeprägte antioxidative Wirkung der Flavonoide ist offensichtlich auch die Erklärung für ein seltsames Phänomen, das Ernährungswissenschaftler und Epidemiologen schon seit vielen Jahren beschäftigt: das so genannte französische Paradoxon. Franzosen erkranken wesentlich selte-

Das »französische« Paradoxon wird entschlüsselt

Des Rätsels Lösung sind offensichtlich die Flavonoide, die in hohen Konzentrationen in der Schale roter Trauben vorkommen und dem Rotwein seine charakteristische Farbe verleihen. Wie hoch der Flavonoidgehalt des Rotweins ist, hängt dabei schließlich auch von der Art und Weise ab, wie er gekeltert wird. Die höchste Konzentration findet sich in Bordeaux-Weinen. Sind somit ein paar Gläschen Bordeaux zum Abendessen nicht die angenehmste Art, sich zusätzliche Antioxidanzien zuzuführen? Für Männer kann man diese Frage bedingt mit ja beantworten. Sie schützen durch mäßigen Rotweinkonsum tatsächlich ihre Gefäße. Bei Frauen dagegen überwiegen die schädigenden Wirkungen des Alkohols auf die Brustdrüse (siehe Abschnitt »Alkohol – ein Risikofaktor« ab Seite 89).

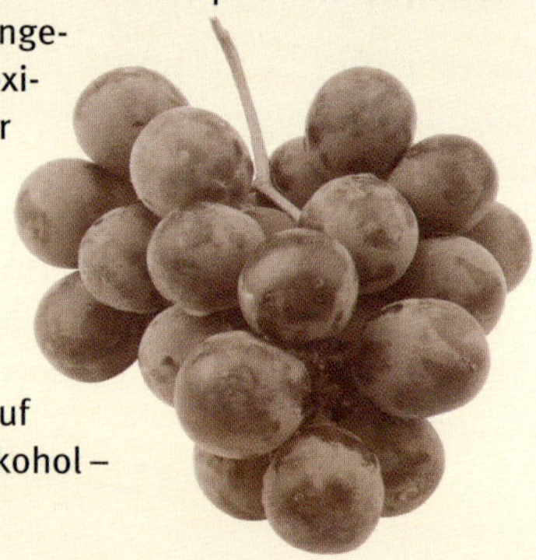

Um die positiven Wirkungen der Flavonoide zu nutzen, müssen Sie allerdings auch nicht unbedingt zur Rotweintrinkerin werden. In Beeren- und Gemüsesäften sind ähnlich hohe Flavonoid-Konzentrationen enthalten. Und für alle Nichtalkoholiker (englisch: tea-totaler) kommt hier die gute Nachricht: Das Getränk mit der höchsten Konzentration an Flavonoiden ist nicht der Rotwein, sondern der Grüne Tee. Mehr dazu im nächsten Abschnitt.

ner an Herzinfarkt als Deutsche oder Amerikaner. Und das, obwohl sie relativ fettreich essen und auch nicht eben weniger rauchen. Auf der Suche nach Unterschieden im Ernährungsverhalten stießen Wissenschaftler allerdings auf einen wesentlichen Umstand. Franzosen trinken sehr viel mehr Rotwein – etwa 10-mal so viel wie Amerikaner. Zum einen ist es sicherlich der Alkohol selbst, der die Gefäße schützt, vor allem über eine Erhöhung des »guten« HDL-Cholesterins. Doch der Alkohol allein kann es nicht sein. Sonst müssten auch die Deutschen – Weltmeister im Biertrinken – genauso niedrige Herzinfarktraten aufweisen wie ihre französischen Nachbarn. Auch der Weißwein eignet sich offensichtlich nicht in gleicher Weise zur Arteriosklerosevorbeugung.

A votre santé.

Grüner Tee

Über die vielfältigen Heilkräfte des Grünen Tees ist in den letzten Jahren viel berichtet worden. Man hat den Eindruck, dass Grüner Tee allmählich so etwas wie ein »Modegetränk« wird. In diesem Fall kann man nur hoffen, dass die Mode nicht allzu schnelllebig ist und diese Teeart möglichst viele dauerhafte Freunde findet. Denn: Grüner Tee zählt zu den wichtigsten krebsprophylaktischen Nahrungsmitteln überhaupt.

Die Kunst, Grünen Tee zu bereiten

Sie benötigen zwei Teekannen und ein Wasserthermometer.

1. Füllen Sie zum Vorwärmen etwas heißes Wasser in die Kannen.
2. Bringen Sie möglichst weiches Wasser zum Kochen.
3. Lassen Sie das Wasser etwas abkühlen. Je exquisiter (und teurer) Ihr Grüner Tee ist, desto geringer soll die Temperatur des Wassers sein, mit dem Sie ihn zubereiten: Chinesische und japanische Grüne Tees vertragen 70 bis 90 °C, die japanische Spitzenqualität Gyokuro nur 60 °C.
4. Gießen Sie das richtig temperierte Wasser über die Teeblätter in der einen Kanne (1 schwach gehäufter Esslöffel Teeblätter je Liter Wasser).
5. Lassen Sie den Tee 1–2 Minuten ziehen.
6. Gießen Sie den Tee durch ein Sieb in die Servierkanne.
7. Benutzen Sie kein Rechaud oder Stövchen, sondern eine Teehaube. Dann bleibt Ihr Tee warm, ohne dass sein Geschmack leidet.

In Asien wird Grüner Tee auch als kosmetisches Produkt verwendet, z. B. als reinigendes und erfrischendes Gesichtswasser.

Seine schützende Wirkung entfaltet der Grüne Tee auf mehreren Ebenen. Zum einen ist in ihm ein ganzes Arsenal von Antioxidanzien nachgewiesen, unter anderem auch hohe Konzentrationen an Vitamin C. Dieses hitzeempfindliche Vitamin bleibt auch zu einem guten Teil erhalten, weil Grüner Tee nicht mit kochendem Wasser zubereitet wird. Zusätzlich enthält er noch weitere Substanzen, vor allem so genannte Polyphenole, die zu den wohl potentesten derzeit bekannten Radikalenfängern zählen. Die American Chemical Society veröffentlichte 1997 einen Bericht, wonach die antioxidative Wirkung der Phenole im Grünen Tee die von Vitamin E um das 200-fache und die von Vitamin C sogar um das 500fache übertrifft.

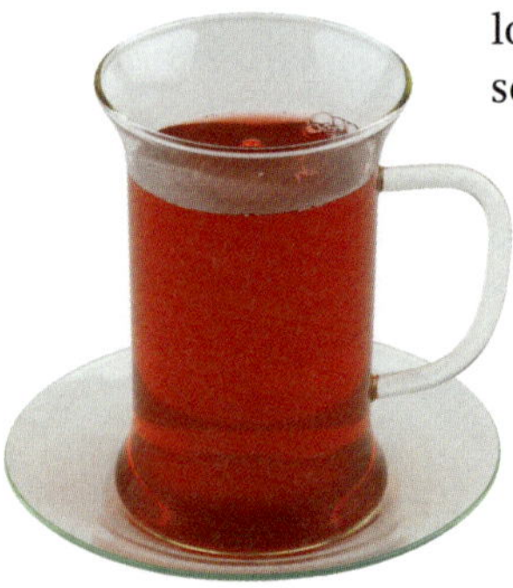

Eine Sonderform der Polyphenole und offensichtlich eine der wichtigsten Substanzen im Grünen Tee ist der Gerbstoff Epigallo-Catechingallat. Neben ihrer antioxidativen Wirkung hat diese Substanz offensichtlich die Fähigkeit, Krebs erregende Stoffe (Karzinogene), wie z. B. das gefährliche Nitrosamin, gezielt zu blockieren. Im Tierexperiment ist dieser Effekt inzwischen vielfach bestätigt worden. Ratten, denen Krebs erregende Chemikalien gespritzt wurden, erkrankten deutlich seltener an Krebs als Vergleichstiere, wenn sie mit ihrem Trinkwasser Extrakte des Grünen Tees zu sich nahmen. Die vor Krebs geschützten Tee trinkenden Ratten erregten in der wissenschaftlichen Gemeinde nicht unbeträchtliches Aufsehen. Epidemiologische Studien belegen inzwischen die Ergebnisse der Tierexperimente. Überall dort in China und Japan, wo besonders viel Grüner Tee getrunken wird, ist auch die Krebsrate besonders niedrig.

Die Farbe ist entscheidend

Schwarzer Tee hat deutlich weniger Krebs vorbeugende Wirkung als Grüner, da bei der Verarbeitung ein großer Teil der Antioxidanzien zerstört wird.

Diese Ergebnisse gelten allerdings tatsächlich nur für den Grünen Tee. Der außerhalb Chinas und Japans bevorzugte Schwarze Tee weist diese krebsprophylaktische Wirkung nicht in gleichem Maße auf. Dabei entstammen Grüner und Schwarzer Tee der gleichen Pflanze. Der Unterschied liegt lediglich in der Art der Verarbeitung. Während Grüner Tee nach dem Pflücken sofort getrocknet wird, werden die Blätter des Schwarzen Tees einem Fermentationsprozess unterzogen, bei dem das ursprünglich grüne Teeblatt seine dunkle Farbe und damit auch den charakteristischen Geschmack des Schwarzen Tees erhält.

Bei diesem Fermentationsprozess wird jedoch offensichtlich ein großer Teil der bioaktiven Substanzen des Teeblattes zerstört. Die Restwirksamkeit der im Schwarzen Tee verbliebenen Polyphenole geht im Übrigen verloren, wenn man – wie in England oder Ostfriesland üblich – dem Tee Milch hinzufügt.

Allerdings ist das Trinken von Grünem Tee eine Kunst, die kultiviert sein will. Unseren an die starken Geschmacksreize des Kaffees oder Schwarztees gewöhnten Gaumen erscheint Grüner Tee häufig ein wenig fade und relativ geschmacklos. Es braucht etwas Zeit und Übung, die vielfältigen Geschmacksnuancen des Grünen Tees zu entdecken. Viele, die sich auf diese Entdeckungsreise gemacht haben, berichten jedoch begeistert von dem feinen Aroma dieses alten chinesischen und japanischen Nationalgetränks. Zur Krebsprophylaxe lässt sich jedenfalls kaum etwas Besseres trinken.

Knoblauch

Eine weitere Pflanze, deren gesundheitsfördernde Wirkung bereits den ältesten Hochkulturen bekannt war, ist der Knoblauch. Knoblauchzehen bekamen die Sklavenarbeiter, die in Ägypten die Pyramiden errichteten, um ihre harte Arbeit besser durchstehen zu können. Römische Soldaten trugen bei ihren weltweiten Eroberungszügen Knoblauch in ihrem Marschgepäck, und bei den Olympischen Spielen im antiken Griechenland galt Knoblauch gar als »Dopingmittel«.

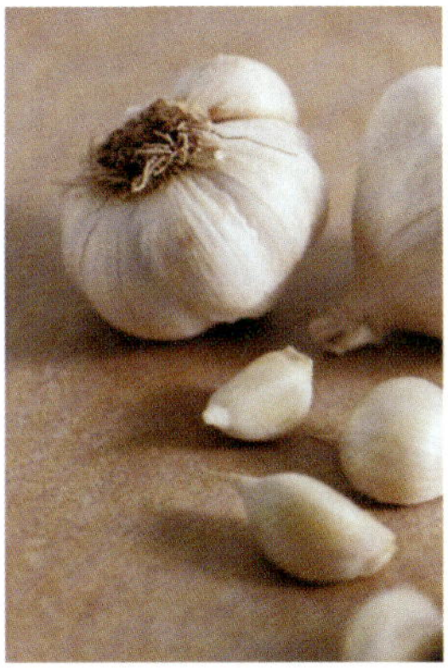

Auch Knoblauch gehört zu den Krebs vorbeugenden Nahrungsmitteln.

Die antimikrobielle Wirkung des Knoblauchs wurde bereits 1858 von dem berühmten französischen Chemiker und Mikrobiologen Louis Pasteur beschrieben. Noch während der beiden Weltkriege wurde Knoblauchsaft zur Behandlung des Wundbrandes eingesetzt. Erst mit dem Aufkommen der modernen Antibiotika gerieten die antimikrobiellen Eigenschaften des »Arzneimittels Knoblauch« in Vergessenheit.

Dafür interessiert man sich nun zunehmend für die Möglichkeiten, die der Knoblauch zur Prävention von Herz-, Kreislauf- und Krebserkrankungen bietet. Wie bei den meisten anderen

Allicin ist der Stoff, der Knoblauch so gesund macht.

Heilpflanzen hat man inzwischen auch beim Knoblauch die chemische Substanz entdeckt, die für die medizinische Wirkung hauptsächlich verantwortlich ist. Es ist das Allicin, eine schwefelhaltige Verbindung, die zur Gruppe der Sulfide gehört und hauptsächlich in Zwiebelgewächsen vorkommt. Zu den Zwiebelgewächsen gehören aber nicht nur die Zwiebeln, sondern auch Lauch, Schnittlauch und eben der Knoblauch, der besonders hohe Konzentrationen an Allicin aufweist.

Doping für die Immunabwehr

Allicin verfügt über ein breites Wirkungsspektrum. Es hat antioxidative Eigenschaften, wirkt antimikrobiell und stärkt das Immunsystem. Insbesondere erhöht es die Aktivität der Natürlichen Killerzellen, die auch für die Krebsabwehr verantwortlich sind. Die Cholesterin senkende Wirkung des Knoblauchs konnte in zahlreichen Studien nachgewiesen werden. Unter Laborbedingungen hemmt Allicin das Wachstum von Krebszellen, gleichzeitig erhöht es in gesunden Zellen die Konzentration von Glutathion-S-Transferase, dem wichtigsten Enzym zur Reparatur von genetischen Schäden.

Bei weiblichen Ratten konnte durch die Verabreichung von frischem Knoblauch die Rate an Brustkrebserkrankungen um die Hälfte reduziert werden. Dieser Effekt ist offensichtlich nicht allein auf Tierexperimente beschränkt. Von insgesamt 20 epidemiologischen Studien, die einen möglichen Schutzeffekt des Knoblauchs gegen Krebserkrankungen untersuchten, konnten 19 eine solche Schutzwirkung statistisch belegen. Knoblauch gehört damit in die erste Reihe Krebs vorbeugender Nahrungsmittel.

Zusammenfassung

Fassen wir auch die Ergebnisse dieses Abschnitts zu einigen kurzen Ernährungsempfehlungen zusammen:

- Antioxidative Vitamine und sekundäre Pflanzenstoffe hemmen die oxidative Belastung des Körpers. Sie machen die freien Radikale unschädlich und beugen so einer Krebsentstehung vor.

- Decken Sie Ihren Bedarf an diesen bioaktiven Substanzen über eine möglichst vielseitige und abwechslungsreiche Kost.
- Eine vegetarisch betonte Ernährung gewährleistet eine gute Grundversorgung mit Vitamin A und sekundären Pflanzenstoffen, als da sind Carotinoide, Flavonoide, Lykopin und Allicin.
- Essen Sie täglich über den Tag verteilt 5 Obst- und/oder Gemüseportionen. Diese Empfehlung, die auch von der American Cancer Society ausgesprochen wird, klingt zunächst aufwändig, ist aber leicht umzusetzen. Ein Apfel zwischendurch oder auch ein Tomaten- oder Gemüsesaft zählt als eigene Mahlzeit.
- Reichlich sekundäre Pflanzenstoffe liefern auch Sprossen aus Hülsenfrüchten, aus Samen von Kresse, Radieschen und Senf (Kreuzblütler!).
- Für die Vitamine C und vor allem E ist eine Supplementierung in Form von Kapseln sinnvoll. Um eine brustkrebspräventive Wirkung zu erzielen, sind höhere Vitamin-C-Dosen ratsam als die zur Verhütung eines Mangels empfohlenen: ca. 200–1000 mg täglich, auf mehrere Einzelgaben verteilt. Dies gilt erst recht für das Vitamin E. Die empfohlene Tagesdosis zur Prävention von Brustkrebs beträgt mindestens 400 I.E. (Internationale Einheiten), eine Menge, die sich mit der Nahrung nur über Kalorienbomben erreichen ließe.
- Machen Sie Grünen Tee zu Ihrem Pausendrink. Trinken Sie mehrere Tassen über den Tag verteilt.
- Nutzen Sie die Heilkraft des Knoblauchs. Feinschmecker haben nun endlich auch ein medizinisches Argument, den beliebten Geschmacksverstärker Knoblauch regelmäßig zu konsumieren.

3 Das Krebswachstum stoppen – Phytoöstrogene und Indole

Im Kapitel über die Krebsentstehung haben wir es gehört: Östrogene und ihre Abbauprodukte verursachen keinen Krebs, sie können aber das Wachstum bestehender Brustkrebszellen fördern. Daher gelten sie als so genannte Krebspromotoren. Umgekehrt lassen sich durch Östrogenentzug Tumoren auch »aushungern«. Gerade erst entstandene Krebszellen gehen wieder zugrunde, wenn ihnen die Östrogene fehlen, die sie zu ihrer weiteren Entwicklung benötigen.

In der Krebstherapie macht man sich diese Tatsache schon seit langem zunutze. Ein altbewährtes und wirkungsvolles Medikament, das gegen Brustkrebs eingesetzt wird, ist das Tamoxifen – ein Antiöstrogen, das die Hormonrezeptoren des Tumors besetzt und ihn so an seiner weiteren Ausbreitung hindert. Ähnliche Effekte haben auch die neu auf den Markt gekommenen Selektiven Estrogen-Rezeptor-Modulatoren (SERMs, siehe Seite 104 ff.). Aufgrund ihrer geringen Nebenwirkungen werden diese Präparate nicht nur in der Therapie, sondern zunehmend auch zur Prophylaxe des Brustkrebses eingesetzt. Dies betrifft vor allem Frauen, die ein deutlich erhöhtes Brustkrebsrisiko aufweisen. Ausführlicher informiert darüber das Kapitel »Chemoprävention – Medikamente zur Vorbeugung von Brustkrebs« ab Seite 101.

Hormonartige Substanzen in unserer Nahrung

Die gute Nachricht zum Thema Brustkrebsprophylaxe kommt allerdings nicht so sehr aus den Labors der Pharmafirmen, sondern resultiert aus den Studien von Ernährungswissenschaftlern. Bestimmte Nahrungsmittel enthalten nämlich hohe Konzentrationen von Substanzen, die in ihrer chemischen Struktur den Hormonen gleichen und ganz ähnliche Wirkungen zeigen wie diese. Man bezeichnet diese Substanzen als Phytoöstrogene, das sind pflanzliche Östrogene.

Das Interessante an diesen Phytoöstrogenen ist, dass sie ihre östrogenartige Wirkung vor allem dort entfalten, wo die Hormonwirkung erwünscht ist. So wirken Phytoöstrogene gut gegen wechseljahresbedingte Beschwerden wie z. B. die lästigen Hitzewallungen. Gleichzeitig schützen sie das Skelettsystem vor Osteoporose, einer der wesentlichsten Hormonmangelkrankheiten. Dort, wo die Östrogenwirkung eher unerwünscht ist, nämlich vor allem an der Brustdrüse, wirken Phytoöstrogene allerdings wie ein Antiöstrogen. Dies beruht darauf, dass sie die Fähigkeit haben, Hormonrezeptoren – auch solche von Tumorzellen – zu besetzen und so die wachstumsfördernde Wirkung der wesentlich stärkeren körpereigenen Hormone zu blockieren. Ein Effekt ganz ähnlich demjenigen, der durch die neue pharmakologische Substanzklasse der Selektiven Estrogen-Rezeptor-Modulatoren erzielt wird. Phytoöstrogene sind also eigentlich natürliche Phyto-SERMs.

Phytoöstrogene helfen bei Wechseljahrsbeschwerden, schützen vor Osteoporose und vor Verkalkung der Blutgefäße.

Warum Japanerinnen keine Hitzewallungen haben

Wie ist man nun der Bedeutung dieser Phytoöstrogene bzw. Phyto-SERMs auf die Spur gekommen? Wieder einmal war es eine japanische Besonderheit, die das Interesse der Wissenschaftler weckte. Vor einigen Jahren versuchte ein Pharmaunternehmen, in Japan ein Hormonersatzpräparat zur Behandlung wechseljahrsbedingter Beschwerden einzuführen. Da Hormonpräparate in Japan kaum verwendet werden, entschied sich die Firma, zunächst eine Marktanalyse durchzuführen, um den Bedarf für eine solche Therapie zu ermitteln. Hierzu sollte ein in Europa gängiger Fragebogen zur Erfassung klimakterischer Beschwerden ins Japanische übersetzt werden.

Und bereits bei der Übersetzung zeigte sich etwas sehr Eigentümliches. Für den Begriff »Hitzewallungen« – in unseren Breiten das Leitsymptom klimakterischer Beschwerden schlechthin – gab es im Japanischen gar keine Entsprechung. Offensichtlich traten Hitzewallungen bei Japanerinnen so selten auf, dass es nicht nötig war, hierfür ein eigenes Wort zu erfinden. Doch nicht nur von den unangenehmen Hitzewallungen bleiben Japanerinnen in den Wechseljahren verschont. Auch die Osteoporose, die hormonmangelbedingt in Europa jede 3. Frau nach den Wechseljahren betrifft, ist in Japan deutlich seltener zu finden. Und das, obwohl Japanerinnen durch

Die Wirkungen von Pflanzenhormonen erklären diese japanischen Besonderheiten.

ihren zierlichen Körperbau für diese Erkrankung geradezu prädestiniert wären – und zugleich die höchste Lebenserwartung der Welt aufweisen.

Gesundheit durch Soja

Soja ist das Nahrungsmittel mit der bei weitem höchsten Konzentration an Phytoöstrogenen.

Das Interesse war geweckt. Was war es, das Japanerinnen einen solchen Schutz vor den Folgen des Östrogenmangels gewährte? Früh wurden Zusammenhänge mit der japanischen Ernährungsweise vermutet, doch erst vor kurzem konnten auch die chemischen Substanzen isoliert werden, die als »Phytoöstrogene« wirksam sind. Es handelt sich dabei um so genannte Isoflavone, deren wirksamster Vertreter das Genistein ist. Die höchste Konzentration an Genistein findet sich dabei in jenem Pflanzenprodukt, das seit jeher die Grundlage der traditionellen japanischen Ernährung darstellt: Soja.

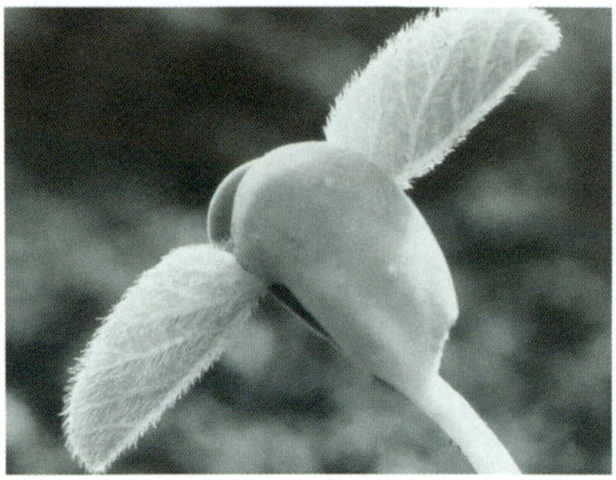

Soja wird in Japan in solch ausgeprägtem Maße konsumiert, dass die darin enthaltenen Phytoöstrogene offensichtlich wie eine Art »Hormonersatztherapie« wirken und die durch die Wechseljahre bedingten Beschwerden deutlich vermindern. Phytoöstrogene stellen damit eine natürliche und sanfte Alternative zur klassischen Hormonsubstitution dar, die auf Grund neuer Studien zunehmend in die Kritik gerät. Ausführliche Informationen zu diesem Thema bietet Ihnen der TRIAS-Ratgeber »Phytoöstrogene – die sanfte Alternative während der Wechseljahre« vom gleichen Autor.

Phytoöstrogene senken das Brustkrebsrisiko. Das 5fach geringere Brustkrebsrisiko in Japan ist zwar nicht nur, aber auch auf den hohen Konsum von Soja zurückzuführen.

Was die Phytoöstrogene so attraktiv macht, ist nicht nur die Tatsache, dass sie manche durch die Wechseljahre bedingten Beschwerden lindern, sondern vor allen Dingen ihre Fähigkeit, das Brustkrebsrisiko zu senken. Bereits im Einleitungskapitel haben wir auf das Phänomen hingewiesen, dass Japanerinnen etwa fünfmal seltener Brustkrebs entwickeln als Europäerinnen oder Amerikanerinnen. Mit der Genetik hat das, wie zunächst behauptet, nichts zu tun. Migrationsstudien haben eindeutig gezeigt, dass sich das Brustkrebsrisiko der Japanerinnen ganz schnell dem westlicher Frauen angleicht, wenn diese in die westliche Welt auswandern und dabei ihre Ernährung umstellen. Eine in den Vereinigten Staaten geborene Japanerin hat das gleiche Brustkrebsrisiko wie eine Amerikanerin.

Dabei sind es sicherlich nicht die Phytoöstrogene allein. welche die entscheidende Rolle spielen. Die japanische Kost unterscheidet sich von der westlichen ja auch in vielen anderen Faktoren: weniger Fett, mehr Gemüse, Fisch statt Fleisch etc. Dennoch spielen die Phytoöstrogene offensichtlich eine Schlüsselrolle. So konnten Studien nachweisen, dass das Brustkrebsrisiko umso deutlicher sank, je höher die Konzentration von Phytoöstrogenen im Blut bzw. von deren Ausscheidungsprodukten im Urin war.

Was macht nun die Phytoöstrogene zu derart potenten »Cancer Fighters«? Es sind gleich mehrere Faktoren.

Schutz vor Brustkrebs auf mehrfache Weise.

- Phytoöstrogene sind schwach wirkende Östrogene. Sie binden jedoch an die gleichen Rezeptoren wie die körpereigenen Hormone. Wenn sie in hohen Konzentrationen vorliegen, verdrängen sie also die stärker wirkenden endogenen Östrogene (Prinzip der kompetitiven Hemmung) und entlasten dadurch das Brustdrüsengewebe.
- Phytoöstrogene sind Phyto-SERMs. Der Körper besitzt verschiedene Östrogenrezeptoren, die als α- und β-Rezeptoren bezeichnet werden und organspezifisch unterschiedlich verteilt sind. Diese Tatsache macht es möglich, dass ein und dieselbe Substanz sowohl als Östrogen als auch als Antiöstrogen wirken kann – je nachdem, an welchen Rezeptor sie bindet. Das ist das Geheimnis der SERMs. Phytoöstrogene binden vor allem an den β-Rezeptor und üben somit eine SERMartige Wirkung aus. Am Skelettsystem wirken sie wie Östrogene und beugen der Osteoporose vor, an der Brust wirken sie wie Antiöstrogene und schützen damit vor Krebs.
- Phytoöstrogene senken das SHBG. Das Sexualhormonbindende Globulin (SHBG) gehört zu den so genannten Transportproteinen. Es wird in der Leber gebildet, bindet im Blut frei zirkulierendes Östrogen und macht es dadurch biologisch inaktiv. Auf die Brust einwirken kann das Östrogen

nämlich nur in seiner aktiven, also frei zirkulierenden Form. Hohe SHBG-Spiegel im Blut bedeuten somit weniger freies Östrogen und eine zusätzliche Entlastung der Brustdrüse. Phytoöstrogene stimulieren die Bildung von SHBG in der Leber.

Phytoöstrogene entziehen Tumoren die benötigten Hormone ...

- Phytoöstrogene sind Aromatasehemmer. Die Aromatase haben wir im Zusammenhang mit dem Östrogenstoffwechsel bereits erwähnt. Es ist jenes Enzym, das aus androgenen Hormonvorstufen biologisch aktive Östrogene macht. In hoher Konzentration findet es sich im Fettgewebe, weshalb übergewichtige Frauen ein erhöhtes Krebsrisiko haben. Aber auch die weibliche Brust besteht zum größten Teil aus Fettgewebe, und eine Reihe von Brustkrebsen nutzt offensichtlich diese Tatsache, um sozusagen »vor Ort« die für ihren Stoffwechsel benötigten Östrogene mittels der Aromatase herzustellen. Aromatasehemmer werden daher seit einigen Jahren in der Therapie des Brustkrebses eingesetzt und haben dort inzwischen eine große Bedeutung. Für die Prophylaxe sind sie noch nicht zugelassen, aber eine eindeutige Aromatasehemmung ist auch für die Phytoöstrogene nachgewiesen.

... und drehen ihnen den »Saft« ab.

- Phytoöstrogene sind Angiogenesehemmer. Im Kapitel über die Tumorentstehung haben wir beschrieben, wie wichtig der Prozess der »Tumorangiogenese« ist. Ab einer gewissen Größe (etwa 2 bis 3 mm) ist es für eine Krebsgeschwulst wichtig, Anschluss an das Blutgefäßsystem zu erhalten, um weiter zu wachsen. Ein viel versprechender Ansatz in der Tumortherapie besteht nun in der Entwicklung von Medikamenten, die gezielt diese Ausbildung von Tumorgefäßen unterdrücken und somit die Krebsgeschwulst »verhungern« lassen. Die ersten dieser so genannten Angiogenesehemmer werden zurzeit klinisch geprüft. Man verspricht sich von ihnen eine völlig neue Ära der Krebstherapie. Für den klinischen Einsatz sind sie allerdings noch nicht tauglich. Im Lebensmittelgeschäft um die Ecke sind sie allerdings bereits erhältlich. Für Phytoöstrogene konnte unter Laborbedingungen eine Angiogenesehemmung nachgewiesen werden.

Brustkrebsgefahr durch Phytoöstrogene?

Da hört und liest man nun seit Jahren über die brustkrebsvorbeugenden Eigenschaften von Soja und Phytoöstrogenen und plötzlich steht in der Zeitung: Es stimmt alles gar nicht. Phytoöstrogene können sogar Brustkrebs fördern. Vorsicht ist geboten!

Was steckt dahinter? Diese Schlagzeilen beziehen sich im Wesentlichen auf einige wenige Tierversuche. Bei genetisch manipulierten Mäusen, die durch diese genetische Veränderung völlig östrogenfrei wurden, hatte man festgestellt, dass eine spezielle Brustkrebszelllinie (so genannte MCF-7-Zellen) unter der Gabe von Genistein, also einem Soja-Isoflavon, vermehrt wuchs. Bedeutet dies, wie in vielen Zeitungen zu lesen war, dass Phytoöstrogene Brustkrebs begünstigen?

Phytoöstrogene begünstigen nicht die Entwicklung von Brustkrebs, sondern sie schützen davor.

Nein, das bedeutet es nicht. Und zwar aus folgendem Grund: Wir haben bereits mehrfach darauf hingewiesen, dass Phytoöstrogene eigentlich Phyto-SERMs sind: Substanzen, die sowohl östrogene als auch antiöstrogene Eigenschaften besitzen. Welche Eigenschaften zum Tragen kommen, hängt daher entscheidend von der Umgebung ab, in der Phytoöstrogene wirken. In einem künstlich hergestellten östrogenfreien Milieu kann es durchaus sein, dass ausschließlich die östrogene Wirkung eines SERMs dominiert. Es gibt ja keine weiteren Östrogene, denen entgegengewirkt werden muss. Ein solches Milieu existiert aber nur in einem künstlichen Versuchsaufbau und nicht in der Natur. Und schon gar nicht beim Menschen. Selbst bei älteren Frauen, die sich bereits weit jenseits der Wechseljahre befinden und bei denen die Eierstöcke die Hormonproduktion schon lange eingestellt haben, lassen sich im Blut immer noch Östrogene nachweisen. Sie werden z.B. im Fettgewebe durch die enzymatische Umwandlung von Hormonvorstufen im Rahmen der bereits besprochenen Aromatisierung gebildet. In einem solchen Fall kommt sofort die antiöstrogene Wirkung der Phytoöstrogene zum Tragen – und schützt vor Brustkrebs.

Die richtige Dosis

Welche Mengen an Soja müssen nun aber konsumiert werden, um einen effektiven Schutz gegen Brustkrebs zu erzielen? In

Die traditionelle japanische Küche bietet mit dem Grundnahrungsmittel Soja eine reiche Quelle an Phytoöstrogenen.

Asien liegt der durchschnittliche Konsum von Soja bei 35 g täglich, das entspricht einer Menge von 40–80 mg Phytoöstrogenen. Die meisten Wissenschaftler empfehlen, eine Tagesgesamtdosis von 60 g zu verzehren. Dies ist auch die Menge, die zur Zeit in den meisten klinischen Studien bei Brustkrebspatientinnen verwendet wird. Die Aufnahme von 60 g Soja täglich ist dabei nicht unbedingt ein leichtes Unterfangen – zumindest nicht für eine Mitteleuropäerin. Hinzu kommt, dass der Gehalt an Sojaprotein – und darauf bezieht sich diese Mengenangabe von 60 g – in unterschiedlichen Sojaprodukten unterschiedlich hoch ist. So enthält z. B. die Sojamilch nur sehr geringe Mengen an Sojaprotein. Hohe Konzentrationen finden sich dagegen in Sojabohnen und in Sojamehl. Im angeschlossenen Rezeptteil ab Seite 115 zeigen wir Ihnen anhand einer Reihe von Rezeptvorschlägen, wie Sie mit unterschiedlichen Sojaprodukten die empfohlene Menge an Genistein zu sich nehmen können. Zusätzliche Informationen finden Sie im »Einkaufsführer Phytoöstrogene«, der im HAUG Verlag vom gleichen Autor erschienen ist. Wer sich allerdings nicht dazu durchringen kann, Tofubällchen oder Miso-Suppe in seinen täglichen Speiseplan aufzunehmen, für den ist eine gezielte Ergänzung mit Sojaprodukten bzw. Phytoöstrogensupplementen ratsam.

Kreuzblütlergemüse – die spezielle Wirkung der Indole

Die in Obst und Gemüse enthaltenen sekundären Pflanzenstoffe sind wirksame Radikalenfänger.

Auf die überragende Bedeutung von Gemüse zur Krebsprävention haben wir bereits mehrfach hingewiesen. Um die Vielfalt sekundärer Pflanzenstoffe optimal zu nutzen, ist es sinnvoll, die Auswahl der verschiedenen Gemüsesorten möglichst breit zu variieren. Vor allem eine Gemüsesorte sollte jedoch einen festen Platz in Ihrem Speiseplan erhalten und so häufig wie möglich – am besten täglich – konsumiert werden: die Kreuzblütlergemüse.

Unter diesem botanischen Namen fasst man eine Familie von 3 000 Arten zusammen. Zu ihren bekanntesten Vertretern zählen Brokkoli und die verschiedenen Kohlarten wie Rosenkohl, Blumenkohl oder Weißkohl, aber auch Radieschen, Rettich, Senf, Meerrettich, Ruccola und Kresse.

Gelegentlich reagieren Menschen allergisch auf einen oder sogar mehrere Kreuzblütler. Eine solche Sensibilität gegen biologisch verwandte Substanzen, meist Eiweißkörper, nennt man Kreuzallergie. Sollten Sie empfindlich reagieren, testen Sie vorsichtig, was Sie (nicht) vertragen. Konsultieren Sie einen Arzt oder eine Ernährungsberaterin.

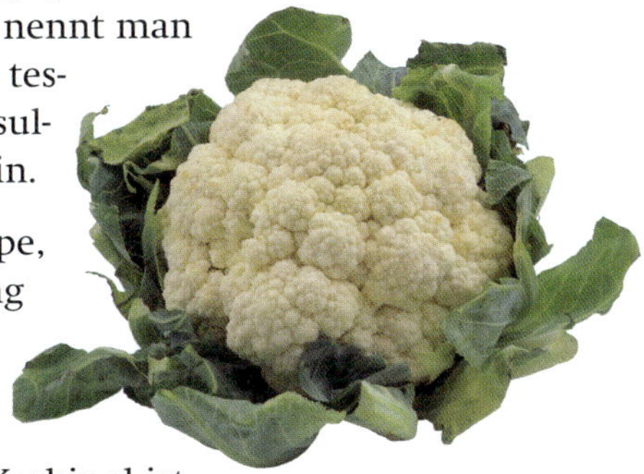

Kreuzblütlergemüse enthalten eine Substanzgruppe, die offensichtlich nur in dieser Pflanzengattung vorkommt und die eine ganz spezifisch vorbeugende Wirkung gegen Brustkrebs hat. Es handelt sich dabei um die Indole, eine schwefelhaltige Verbindung, deren Hauptvertreter das Indol-3-Karbinol ist.

Wirkungen auf den Östrogenstoffwechsel

Ähnlich wie die Phytoöstrogene verringern auch die Indole die Östrogenstimulation der Brustdrüse, ohne dabei selbst hormonartige Wirkungen zu entfalten. Die Östrogenabsenkung geschieht dabei auf mehrfache Weise.

1. Zum einen wirken die Indole, genau wie die Isoflavone, als Hormonblocker, d.h., sie besetzen Rezeptorstellen am Brustdrüsengewebe, so dass die körpereigenen Östrogene dort nicht mehr wirksam werden können.
2. Zum anderen haben sie die ganz erstaunliche Fähigkeit, sogar direkt in den Östrogenstoffwechsel eingreifen zu können. Sie erinnern sich an das etwas schwierige Kapitel über die Polymorphismen und den Abbau von Östrogenen zu unterschiedlichen Stoffwechselprodukten? Nun, Indole greifen in diesen Stoffwechselprozess aktiv ein und bewirken, dass weniger Krebs erregende 16-OH-Katecholöstrogene gebildet werden, dafür mehr von der schützenden 2-OH-Form. Ein weiteres Beispiel dafür, wie sich selbst genetisch bedingte Risiken über den Faktor Ernährung beeinflussen lassen. Ein Beleg aber auch dafür, dass es durchaus sinnvoll ist, solche Risiken zu kennen, denn nur dann kann man sie durch entsprechende Maßnahmen gezielt reduzieren.

Wie Kohl die Genetik beeinflusst.

3. Schließlich bewirken die Indole in der Leber die vermehrte Ausschüttung eines speziellen Enzyms, nämlich des Cyto-

chroms p450, das für die Ausscheidung von Östrogenen verantwortlich ist. Auch durch den Anstieg dieses Enzyms werden überhöhte Östrogenspiegel deutlich abgesenkt.

Schon bevor der genaue Wirkmechanismus der Indole aufgeklärt werden konnte, galt in den USA aufgrund epidemiologischer Studien vor allem Brokkoli als überaus wirksames krebsprophylaktisches Nahrungsmittel. Aber auch der Rosenkohl enthält offensichtlich ähnlich hohe Mengen an Indolen. Etwas geringer wirksam sind Blumenkohl und Weißkohl.

»Al dente« wirkt am besten.

Für alle Nahrungsmittel aus der Familie der Kreuzblütler ist zu beachten, dass Indole hitzeempfindlich sind. Sie sollten diese Gemüse daher nicht »zerkochen«, sondern am besten nur kurz dünsten. Mit etwas »Biss« schmecken die Kreuzblütlergemüse

Zusammenfassung

Zusammenfassende Empfehlungen:

- Erinnern Sie sich: Phytoöstrogene wirken wie körpereigene Östrogene bei Wechseljahresbeschwerden, an der Brust jedoch wie ein Antiöstrogen.
- Phytoöstrogene sind enthalten vor allem in Sojabohnen, aber auch in Getreide. Hauptwirkstoff ist das Genistein.
- Nehmen Sie täglich etwa 60 g Sojaprodukte zu sich. Nutzen Sie außer Tofu, Tempeh und Sprossen ggf. Soja-Shakes, Soja-Riegel oder sonstige Sojaprodukte. Sojasprossen sind bekömmlicher, wenn Sie sie vor dem Verwenden kurz mit heißem Wasser überbrühen.
- Günstig ist es, wenn Sie Soja mit Leinsamen kombinieren. Das Phytoöstrogen Lignan im Leinsamen verstärkt die Wirkung des Genisteins.
- Die in Kreuzblütlern enthaltenen Indole verdrängen körpereigene Östrogene von Rezeptoren der Brustdrüse. Darüber hinaus sorgen sie dafür, dass sich das Verhältnis der Östrogenabbauprodukte hin zum »guten 2-OH-Katecholöstrogen« verschiebt. Achten Sie darauf, dass in Ihrem Fünf-Portionen-Obst-und-Gemüse-Programm mindestens eine Gemüseportion aus der Kreuzblütlergruppe stammt.

nicht nur besser, auch ihre volle Wirksamkeit bleibt erhalten. Im Übrigen können einige Kreuzblütler ohnehin roh verzehrt werden – denken Sie nur an Ruccola oder Radieschen.

4 Ballaststoffe – warum sie so wichtig sind

Die Krebs vorbeugende Wirkung einer ballaststoffreichen Ernährungsweise ist bereits seit langem bekannt. Bei Ballaststoffen handelt es sich im Wesentlichen um komplexe Kohlenhydrate, die fast ausschließlich in pflanzlichen Nahrungsmitteln vorkommen und in unserem Darm nicht aufgespalten werden können. Die Tatsache, dass Ballaststoffe »unverdaulich« sind, heißt aber nicht, dass sie »unnötigen Ballast« darstellen, wie der etwas abwertende deutsche Begriff möglicherweise nahelegt.

Im Gegenteil: Für eine geregelte Verdauung sind Ballaststoffe unabdingbar. Fehlen sie oder werden sie nur in ungenügenden Mengen aufgenommen, kommt es zu einer Verstopfung. Die weite Verbreitung dieser Verdauungsstörung in den westlichen Industrienationen ist im Wesentlichen darauf zurückzuführen, dass unsere Nahrung in den letzten Jahrzehnten zwar immer kalorienreicher, gleichzeitig aber immer ballaststoffärmer geworden ist. Statt der ernährungsmedizinisch empfohlenen 30 g nehmen wir durchschnittlich nur 10–15 g Ballaststoffe täglich zu uns. Wird die Ballaststoffaufnahme gesteigert, z.B. durch den vermehrten Verzehr von Obst, Gemüse oder Vollkornprodukten, so nimmt das Stuhlvolumen zu, der Nahrungsbrei wird schneller durch den Darm transportiert, und die Stuhlentleerungen werden häufiger. Nicht zu vernachlässigen ist dabei auch eine ausreichende Flüssigkeitszufuhr: ca. 2,5 Liter täglich, bei schweißtreibenden Aktivitäten mehr.

Obst, Gemüse und Vollkornprodukte enthalten Ballaststoffe, die für eine geregelte Verdauung wichtig sind.

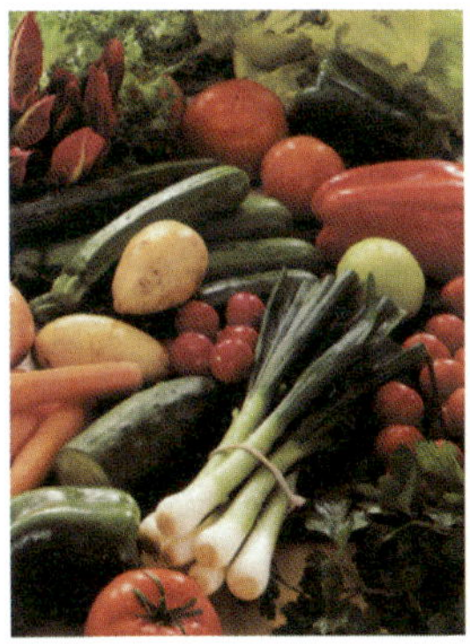

Schutz gegen Darmkrebs

Regelmäßiger ausreichender Verzehr von Ballaststoffen bedeutet nicht nur, dass Sie nicht mehr unter einer häufig qualvollen Verstopfung leiden müssen – eine geregelte Verdauung schützt auch vor Krebs. Eine Fülle von Studien belegt, dass das Risiko, an Darmkrebs zu erkranken, mit einer ballaststoffreichen Ernährung deutlich abnimmt. Man erklärt dies im Wesentlichen damit, dass Krebs erregende Substanzen in der Nahrung bei einer raschen Stuhlentleerung auch schnell ausgeschieden werden und damit wenig Zeit haben, vor allem in den Falten des Darms liegen zu bleiben und auf die Darmschleimhaut einzuwirken.

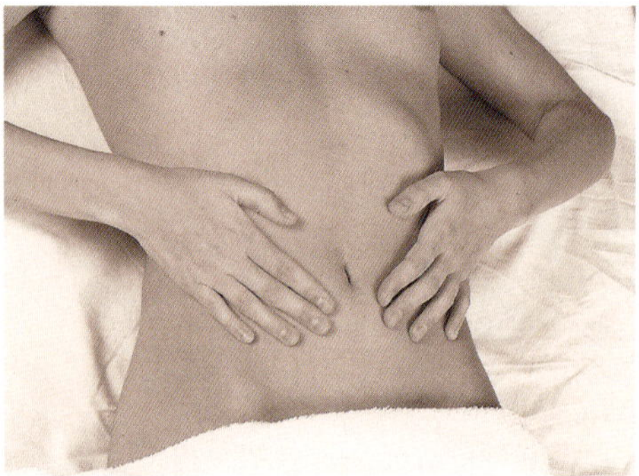

Darmmassagen regen die Verdauung an. Mit einer ausreichenden Zufuhr an Ballaststoffen ist das kaum notwendig.

Aber es ist nicht nur der Darmkrebs, vor dem eine ballaststoffreiche Nahrung schützt. Auch gegen Brustkrebs wirkt eine faserreiche Kost vorbeugend. Der Mechanismus, der die brustkrebsprophylaktische Wirkung einer solchen Ernährungsweise erklärt, besteht wiederum in einer Absenkung der biologisch aktiven Östrogenspiegel. Um dies zu verstehen, müssen wir uns noch einmal kurz den Stoffwechsel der Östrogene in unserem Körper anschauen.

Bessere Ausscheidung der Östrogene

Östrogene werden im Wesentlichen über die Leber abgebaut. Hierzu werden sie an bestimmte Gallensekrete gebunden und dann in den Darm abgegeben. Nicht alle derart verstoffwechselten Östrogene werden jedoch auch mit dem Stuhl ausgeschieden. Ein Teil der in den Darm abgegebenen Östrogene wird nämlich über die Darmschleimhaut wieder aufgenommen und gelangt somit erneut in den Blutkreislauf! Die Höhe der Östrogenspiegel im Blut ist also nicht nur abhängig von der Menge der produzierten bzw. von außen aufgenommenen Hormone, sondern auch von der Rate der Ausscheidung bzw. der Wiederaufnahme durch den Darm. Eine ballaststoffreiche Ernährung beschleunigt die Ausscheidung der Östrogene, vermindert ihre Wiederaufnahme und senkt so die Konzentration biologisch aktiver Östrogene im Blut. Dies führt zu einer weiteren Entlastung der Brustdrüse, an der die Östrogene als Krebspromotoren wirken. Epidemiologische Studien haben ergeben, dass die Brustkrebsrate in Ländern mit einer hohen Ballaststoffaufnahme durch die Nahrung deutlich erniedrigt ist.

Müssen Sie nun also auch noch zusätzliche Ballaststoffe zuführen? Nein – wenn Sie sich an die bisherigen Ernährungsempfehlungen dieses Buches halten, sind Sie ausreichend mit Ballaststoffen versorgt. 5 Portionen Obst und Gemüse am Tag enthalten reichlich Faserstoffe. Auch Sojaprodukte sind ballaststoffreich.

Doppelt geeignet zur Brustkrebsprophylaxe ist der Leinsamen. Leinsamen ist ein hervorragender Ballaststoff, gleichzeitig enthält er in hohen Konzentrationen eine besondere Form von Phytoöstrogen, die Lignane. Da Leinsamen als Füll- und Quellmittel wirkt, sollte er stets mit viel Flüssigkeit zugeführt werden.

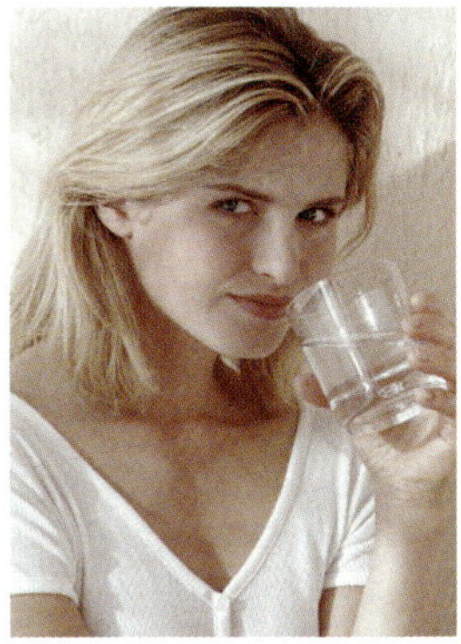

Trinken Sie mindestens 2 Liter pro Tag. So quellen die Ballaststoffe und wirken besser.

Zusammenfassung

Zusammenfassende Empfehlungen:

- Ballaststoffe putzen den Darm und schützen vor Darmkrebs.
- Ballaststoffe schützen aber auch vor Brustkrebs, indem sie die biologisch aktiven Östrogenspiegel im Blut senken.
- Sie sollten täglich 30 g Ballaststoffe verzehren. Ballaststoffe sind enthalten in den Randschichten von Getreide, in Gemüse und Obst.
- Wenn Sie das NCP-Programm befolgen, können Sie sicher sein, dass Sie keine zusätzlichen Ballaststoffe benötigen.

5 Alkohol – ein Risikofaktor für den Brustkrebs

Der Alkohol hat in den letzten Jahren unter Medizinern immer mehr Freunde gefunden. Das heißt nicht, dass Ärzte alkoholischen Getränken nun selbst fleißiger zusprechen – das haben sie mehrheitlich immer schon getan. Nein, der mäßige Alkoholgenuss wird aus medizinischen Gründen nun auch zunehmend den Patienten empfohlen.

Die im Rotwein enthaltenen sekundären Pflanzenstoffe beugen der Arteriosklerose vor.

Warum raten Ärzte zu mäßigem Genuß von Rotwein? Der Grund: Alkohol beugt offensichtlich der Arteriosklerose vor. Dies gilt zumindest für Getränke mit niedrigem Alkoholgehalt wie Wein, Bier oder Sekt. Insbesondere dem Rotwein scheint dabei eine deutliche gefäßschonende Wirkung zuzukommen, und diese ist – wie wir auf Seite 72 gesehen haben – vor allem den darin enthaltenen sekundären Pflanzenstoffen zuzuschreiben.

Weintrinker können ihren abendlichen Schoppen also durchaus in dem wohligen Bewusstsein genießen, etwas gegen die Arterienverkalkung zu tun. Für Frauen allerdings kommt hier die schlechte Nachricht: Groß angelegte Untersuchungen ergaben eindeutig ein erhöhtes Brustkrebsrisiko durch Alkoholkonsum.

Schon geringe Mengen erhöhen das Risiko

Eine zusammenfassende Auswertung von 7 internationalen Studien mit mehr als 300 000 Teilnehmerinnen ergab, dass Frauen, die täglich mehr als 30 g Alkohol zu sich nehmen (das entspricht etwa 2 Flaschen Bier bzw. 3 Gläsern Wein), ein um 41 Prozent höheres Brustkrebsrisiko haben als Nichttrinkerinnen. Alkohol stellt somit einen der stärksten Risikofaktoren für den Brustkrebs dar.

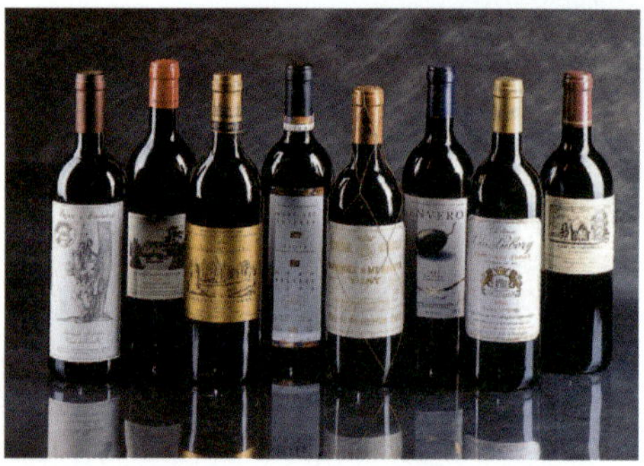

Obwohl derzeit die positiven Wirkungen von Rotwein diskutiert werden, ist Alkohol ein Risikofaktor für Krebserkrankungen.

Auf welche Weise Alkohol das Brustkrebsrisiko erhöht, ist bislang noch nicht eindeutig geklärt. Vermutet werden zwei biologische Mechanismen. Zum einen ist der Alkohol selbst offensichtlich ein so genanntes Ko-Karzinogen für den Brustkrebs, das heißt, er wirkt zusammen mit anderen, bisher noch nicht eindeutig identifizierten Substanzen Krebs auslösend. Zum anderen greift Alkohol in den Östrogenstoffwechsel ein: Frauen, die regelmäßig Alkohol trinken, weisen einen deutlich erhöhten Östrogenspiegel auf. Auf den Zusammenhang zwischen erhöhten Östrogenspiegeln und einem gesteigerten Brustkrebsrisiko haben wir in diesem Buch bereits mehrfach hingewiesen.

Sollten Sie zu den Frauen mit hohem Brustkrebsrisiko gehören, dann zählen Sie zwei und zwei zusammen und streichen den Alkohol als Genussmittel an besten ganz.

Bei Hormonpräparaten auf den Alkoholkonsum achten

Östrogene und Alkohol auf keinen Fall gleichzeitig zuführen.

Die Wirkung des Alkohols auf den Östrogenstoffwechsel muss in Zukunft sicherlich bei der Anwendung von Hormonpräparaten stärker berücksichtigt werden. Sowohl bei Frauen, die Ovulationshemmer zur Empfängnisverhütung (»Pille«) nehmen, als auch bei denen, die Hormonersatzpräparate verwenden, um durch die Wechseljahre bedingte Beschwerden zu lindern, wurde die Bedeutung des gleichzeitigen Alkoholkonsums bisher unterschätzt. Für Frauen, die Hormonpräparate – gleich ob Pille oder Hormonersatzpräparate – einnehmen, ergibt sich daraus folgende Konsequenz:

1. Wählen Sie ein möglichst niedrig dosiertes Präparat.
2. Reduzieren Sie den Alkoholkonsum so weit wie möglich.
3. Achten Sie darauf, dass die Zeitspanne zwischen Hormoneinnahme und Alkoholkonsum möglichst groß ist. Praktisch ausgedrückt: Die Hormone morgens einnehmen, denn die meisten fangen ja doch erst abends an, Alkohol zu trinken.

Die Erhöhung der Östrogenkonzentration im Blut wird schließlich noch ausgeprägter, wenn alkoholische Getränke in solchen Mengen konsumiert werden, dass es zu einer Leberschädigung kommt. Eine geschädigte Leber kann nämlich die Östrogene nicht mehr vollständig abbauen, und dies führt zu einem weit überproportionalen Anstieg der Östrogenspiegel im Blut.

Brustkrebs bei Männern

Dieser Effekt lässt sich sogar bei männlichen Alkoholikern beobachten. Hand in Hand mit der Entwicklung einer Leberzirrhose bildet sich bei solchen Männern nicht selten eine Gynäkomastie, also ein sichtbares Wachsen der Brust. Dies ist dadurch verursacht, dass die natürlicherweise relativ geringen Mengen an Östrogenen, die auch Männer in ihrem Körper bilden, aufgrund der Leberschädigung nicht mehr ausgeschieden werden können und somit vermehrt auf das verkümmert angelegte männliche Brustdrüsengewebe einwirken. Solche Männer entwickeln nicht nur eine weibliche Brust – sie können sogar auch an Brustkrebs erkranken.

Alkohol greift in den Östrogenstoffwechsel ein und erhöht damit das Brustkrebsrisiko. Deshalb: Je weniger Alkohol, desto besser.

Wie viel Alkohol ist nun also erlaubt? Eine bedenkenlose Dosis ist es sicherlich, gar keinen Alkohol zu trinken. Diejenigen Frauen, die auf Alkohol aus den unterschiedlichsten Gründen nicht verzichten wollen, sollten die Zufuhr auf etwa 20 g täglich beschränken, das entspricht etwa 1 Flasche Bier oder 1 bis 2 Gläsern Wein. Weniger ist besser. Denn nach den vorliegenden Studien ist unbestritten, dass der Alkoholkonsum zu jenen Risikofaktoren für Brustkrebs gehört, die jede Frau über die Änderung ihrer Trinkgewohnheiten selbst deutlich reduzieren kann.

Zusammenfassung

Zusammenfassende Empfehlungen:

- Nehmen Sie sich die Freiheit, keinen Alkohol zu trinken.
- Falls Sie auf Ihren »Dämmerschoppen« nicht verzichten wollen, machen Sie ein Schöppchen daraus: 1 Glas Bier oder 1 Glas Wein, insgesamt nicht mehr als 20 g Alkohol.
- Falls Sie Hormone nehmen (»Pille« oder Hormonsubstitution nach den Wechseljahren), seien Sie ganz besonders zurückhaltend, wenn es um Alkohol geht, und nehmen Sie Ihr Hormonpräparat morgens ein.
- Flavonoide finden sich nicht nur im Rotwein, sondern auch in Gemüsesäften, in Obstsäften und vor allem in Grünem Tee.
- Trinken Sie zum Frühstück oder zwischendurch ein Glas Obst- oder Gemüsesaft (gilt als eine Mahlzeit!), und trinken Sie über den Tag verteilt Grünen Tee.

Brustkrebs und Rauchen

Einen Risikofaktor für Krebs, der sonst zumeist an allererster Stelle genannt wird, haben wir bisher noch nicht erwähnt: das Rauchen.

Mäßiges Rauchen kann sich zwar auf das Brustkrebsrisiko günstig auswirken, birgt dafür aber andere, nicht weniger schwer wiegende gesundheitliche Gefahren.

Der Grund ist relativ simpel: Es ist anhand der bisherigen Studienlage nicht ganz klar, ob Rauchen tatsächlich einen Risikofaktor für den Brustkrebs darstellt. Manche Studien behaupten sogar das Gegenteil. Danach erkranken Frauen, die rauchen, angeblich seltener an Brustkrebs. Wie kann das sein, bei einem sonst so eindeutigen Karzinogen wie dem Rauchen? Die Lösung hat wieder einmal mit dem Östrogenstoffwechsel zu tun. Rauchende Frauen kommen früher in die Wechseljahre. Nikotin schädigt die Blutgefäße und vermindert damit die Durchblutung von Organen und Geweben. Ein vermindert durchblutetes Organ altert auch schneller und büßt rascher seine Funktion ein. Das gilt in besonderem Maße für die Eierstöcke, die vom Organismus sowieso als »Organe auf Zeit« angelegt sind. Unter Nikotineinfluss ist ihre Zeit schneller abgelaufen; die Wechseljahre treten vorzeitig ein. Der daraus resultierende Östrogenmangel hat zwar viele Nachteile, auf das Brustkrebsrisiko wirkt er sich allerdings eher günstig aus. Rauchen also als Brustkrebsprophylaxe? Da haben sich die Raucherinnen zu früh gefreut. Bei starkem Nikotinkonsum kehrt sich dieser Effekt wieder um. Eine kürzlich veröffentlichte Studie zeigt, dass Frauen, die über 20 Jahre hinweg 20 Zigaretten und mehr pro Tag geraucht haben, ihr Brustkrebsrisiko verdoppeln.

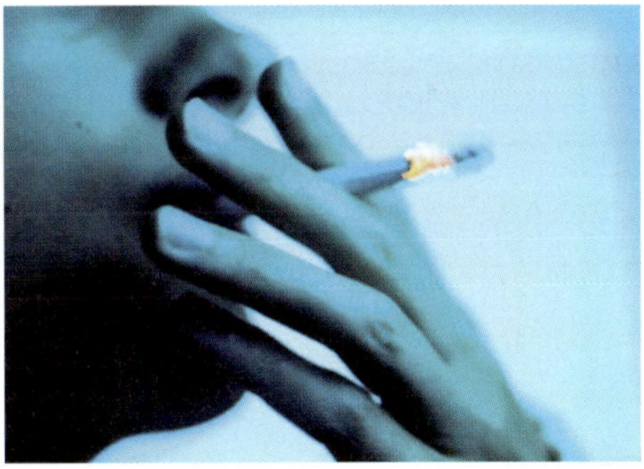

Allenfalls mäßiger Nikotinkonsum wirkt sich also auf das Brustkrebsrisiko günstig aus. Ein Argument dafür, wenigstens »ein bisschen« zu rauchen? Auch diese Illusion müssen wir den Rauchern und besonders natürlich den Raucherinnen nehmen, die ja für ihr durchweg unvernünftiges Verhalten immer nach irgendwelchen pseudorationalen Argumenten suchen. Rauchen, auch in moderater Form, erhöht nicht nur die Gefahr, eine Thrombose, einen Herzinfarkt oder einen Lungenkrebs zu bekommen. Auch das Risiko für eine Vielzahl von anderen Krebsarten ist erhöht. Dazu gehören, um nur einige zu nennen, der Gebärmutterhalskrebs, der Speiseröhrenkrebs, der Magenkrebs und der Blasenkrebs. Und das – seien Sie versichert – sind alles auch keine schöneren Krebsarten als der Brustkrebs.

6 Der Faktor Bewegung – Sport und Brustkrebsprophylaxe

Sport führt zu einem niedrigeren Östrogenspiegel und regt das Immunsystem an: zwei positive Effekte gegen Brustkrebs.

Die Botschaft ist nicht neu: Würden wir uns mehr bewegen, könnten wir eine Vielzahl von Krankheiten vermeiden. Sport reduziert überflüssige Pfunde, hält Herz und Kreislauf fit und stärkt das Knochensystem. Neu ist allerdings die Erkenntnis, dass Sport offensichtlich noch vor einer weiteren Erkrankung schützen kann: vor Brustkrebs.

Die größte Studie zum Thema Sport und Brustkrebsprophylaxe stammt aus Finnland und untersuchte mehr als 25 000 Frauen über einen Zeitraum von 5 Jahren. Es zeigte sich, dass Frauen, die sich sportlich betätigen, deutlich seltener an Brustkrebs erkranken als ihre sportlich inaktiven Geschlechtsgenossinnen. Bei Frauen, die regelmäßig vier Stunden Sport wöchentlich trieben, war das Brustkrebsrisiko um 37 Prozent geringer. Eine ähnliche Untersuchung der Universität von Südkalifornien an 1 000 Frauen zeigte sogar eine Abnahme der Brustkrebshäufigkeit um mehr als 50 Prozent. Hätte ein neues Medikament in einer Untersuchung ähnliche Ergebnisse erzielt, es wäre als »Wundermittel gegen Brustkrebs« bereits in allen Schlagzeilen.

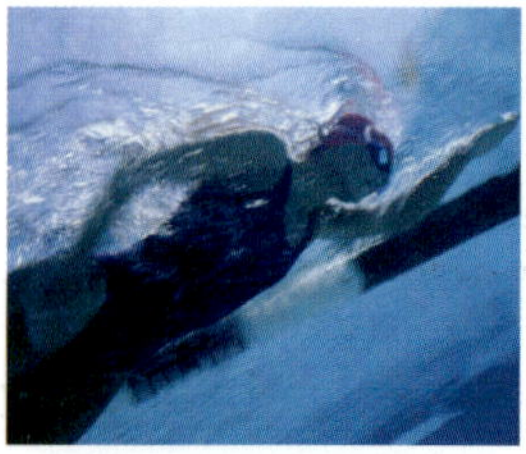

Ausdauersportarten wie Joggen, Walken, Schwimmen oder Rad fahren wirken sich besonders positiv aus.

Wie lässt sich die brustkrebsprophylaktische Wirkung von Sport erklären? Offensichtlich durch zwei Faktoren. Zum einen spielt hier die Absenkung der biologisch aktiven Östrogenspiegel die entscheidende Rolle. Sportliche Betätigung ist eine wirkungsvolle Maßnahme gegen Übergewicht. Wie wir bereits gesehen haben, erfolgt im Fettgewebe die Umwandlung von Hormonvorstufen in Östrogene. Weniger Fettgewebe bedeutet daher niedrigere Östrogenspiegel. Zusätzlich wirkt Sport aber auch auf eine bisher noch nicht genau geklärte Weise direkt auf die Östrogenproduktion der Eierstöcke. Anhand von Blutuntersuchungen lässt sich eindeutig nachweisen, dass sportlich aktive Frauen auch deutlich niedrigere Östrogenspiegel haben.

Bei Leistungssportlerinnen ist dieser Effekt gelegentlich so ausgeprägt, dass die Periodenblutungen sogar völlig ausbleiben. Dies ist natürlich nicht anzustreben, denn die Östrogene an sich sind ja sehr wichtige Hormone für eine Vielzahl von Organen und Funktionen des weiblichen Körpers. Leistungssport ist im Übrigen auch deshalb nicht gesund, weil dabei große Mengen an freien Radikalen freigesetzt werden. Über die schädigende und auch Krebs auslösende Wirkung dieser aggressiven Moleküle haben wir bereits ausführlich berichtet.

Mit Sport machen Sie auch Ihr Immunsystem fit.

Der andere Krebs vorbeugende Faktor betrifft das Immunsystem. Frauen, die regelmäßig Sport treiben, haben deutlich erhöhte Konzentrationen von Natural Killer Cells in ihrem Blut. Diese Abwehrzellen mit dem martialischen Namen haben wir ebenfalls bereits kennen gelernt – als die wichtigste körpereigene Immunabwehr gegen potenzielle Krebszellen, die »Cancer Fighters« unseres Organismus.

Auch hier gilt wieder die Einschränkung: Bei einem Zuviel an Sport kann sich dieser positive Effekt umkehren. Leistungssportlerinnen bringen ihren Organismus häufig an gefährliche Grenzen, auch an die Grenzen seines Immunssystems.

Leistungssport ist aber auch nicht das, was gefordert wird. Lediglich ein deutliches Mehr an körperlicher Betätigung. Bereits mit 4 Stunden Sport wöchentlich erreichen Sie optimale Ergeb-

Eine Lanze für den Sportverein!

Werden Sie Mitglied in einem Sportverein oder Sportclub. Vor allem der Sportverein bietet viele Vorteile:

- Er bietet in der Regel eine breite Palette von Sportarten; sicher ist eine dabei, die Ihnen Spaß macht.
- Die sportlichen Aktivitäten werden von Fachkräften betreut, die Fehler gleich erkennen und vermeiden helfen.
- Sport mit Gleichgesinnten motiviert Sie, nicht aufzugeben.
- Die Mitgliedsbeiträge für Sportvereine sind niedrig; Sie bekommen viel fürs Geld.

nisse. Aber auch mit 2 Stunden lässt sich noch eine statistisch nachweisbare Senkung des Brustkrebsrisikos erzielen.

Welche Sportart Sie dabei betreiben ist offensichtlich zweitrangig. Entscheidend ist, dass Ihnen die gewählte körperliche Betätigung Spaß macht, denn nur dann werden Sie sie auch regelmäßig fortsetzen. Für viele sportlich Ungeübte bedeutet es anfangs eine gewisse Überwindung, wieder körperlich aktiv zu werden. Wichtig ist, dass Sie langsam anfangen, sich zu belasten, und dann nach und nach die Dauer und Intensität Ihrer sportlichen Aktivitäten steigern. Anfangen allerdings sollten Sie – Ihrer Gesundheit und Ihren Brüsten zuliebe.

Zusammenfassung

Zusammenfassende Empfehlungen:

- Treiben Sie Sport – mindestens 4 Stunden in der Woche!
- Wählen Sie eine Sportart, die Ihnen Spaß macht und die den ganzen Körper gleichmäßig trainiert, z.B. Schwimmen, Joggen, Radeln.
- Treiben Sie Sport im Verein, das motiviert!
- Leistungssport hat keine brustkrebspräventive Wirkung, lassen Sie es sein!
- Schämen Sie sich nicht, wenn Sie Ihren Sport mal ausfallen lassen. Aber geben Sie nicht auf. Fangen Sie jeden Tag wieder an. Bestimmt!

Exkurs

Ernährung und Prostatakarzinom: Erste Erkenntnisse

(von Prof. Thomas Ebert und Prof. Bernd Schmitz-Dräger, EuromedClinic® Fürth, Urologie)

Prostata? Warum in aller Welt, so mögen Sie nun fragen, ein Kapitel zu einem rein männlichen Organ in einem Ratgeber für Frauen? Das hat vor allem zwei Gründe:

1. Frauen sind auch heute, zu Beginn des 21. Jahrhunderts, wesentlich gesundheitsbewusster als Männer. In den meisten Familien übernimmt die Frau die Aufgabe der »Gesundheitsministerin«. Sie kümmert sich auch um das, was »ihn« gesundheitlich betrifft.

2. Wie bereits mehrfach angedeutet, gibt es bei der Entstehung, dem Wachstum und dem biologischen Verhalten von Brustkrebs und Prostatakrebs sehr viele Parallelen. Dieses kurze Kapitel soll Ihnen »Argumente« liefern, auch Ihren Partner von einem aktiven Präventionsprogramm zu überzeugen. Zu zweit fällt der Abschied von alten Gewohnheiten oft leichter …

Der Prostatakrebs ist heute der mit Abstand häufigste bösartige Tumor des Mannes. In den USA macht das Prostatakarzinom mehr als 40 Prozent aller bösartigen Tumoren beim Mann aus. Die Erkrankung betrifft vor allem Männer über 60 Jahre. Für die starke Zunahme in der westlichen Welt ist nicht zuletzt auch die deutlich verlängerte Lebenserwartung in diesen Ländern verantwortlich. Schätzungen zufolge wird im Jahr 2010 jeder 5. Mann in der Europäischen Union älter als 65 Jahre sein. Mit einer weiteren Zunahme der Prostatakarzinomfälle ist daher zu rechnen.

Die genaue Ursache der Tumorentstehung ist unbekannt, und es sind höchstwahrscheinlich ganz unterschiedliche Schädigungen der Erbsubstanz, die beim Versagen der Reparaturfunktionen letztlich zu einer Krebsgeschwulst führen. Da – anders als bei der Brust – eine Selbstuntersuchung nicht möglich ist, Symptome im Frühstadium selten sind und viele Männer einer Früherkennungsuntersuchung beim Urologen ablehnend gegenüberstehen, werden diese Tumoren häufig erst in einem fortgeschrittenen Stadium diagnostiziert. Ähnlich wie beim Brustkrebs ist eine Heilung jedoch nur in einem Frühstadium möglich. Eine effektive Chemotherapie steht beim Prostatakarzinom nicht zur Verfügung.

Erstaunlicherweise bedroht das Prostatakarzinom die älteren Männer dieser Welt nicht gleichmäßig. So ist die Sterblichkeit an Prostatakarzinom in den westlichen Industrieländern 5-mal so hoch wie in Asien. Aus Ergebnissen von Autopsiestudien (z. B. an Opfern von Verkehrsunfällen) weiß man jedoch, dass das Vorkommen des Karzinoms im Anfangsstadium in allen Ländern gleich häufig ist! Der Unterschied liegt offensichtlich in der erhöhten Aggressivität des Prostatakrebses in der westlichen Welt. Der Vergleich mit einem hochtechnisierten Land wie Japan macht jedoch deutlich, dass dies nicht auf die Industrialisierung zurückzuführen ist.

Auch genetische Unterschiede können diese signifikanten Unterschiede nicht erklären. Vielmehr weiß man heute, dass die Ernährungsgewohnheiten der klassischen östlichen Küche für einen Schutz gegen das Prostatakarzinom sorgen. Bereits eine Generation nach der Emigration, z. B. von Chinesen in die USA, gleicht sich die Prostatakarzinomsterblichkeit in den emigrierten asiatischen Familien derjenigen der Amerikaner an. Dies geht Hand in Hand mit der Übernahme der Ernährungsgewohnheiten des Gastlandes.

Die enormen Unterschiede in der Prostatakarzinomsterblichkeit deuten an, welche Chancen in einer konsequenten Ernährungsprävention liegen. Experten schätzen, dass die Hälfte aller Tumoren des Mannes durch eine gezielte Prävention verhindert werden könnte. Aber auch für Personen, die bereits an dieser Erkrankung leiden, würde eine Ernährungsumstellung – natürlich nur mit und nach einer adäquaten medizinischen Therapie – positive Effekte nach sich ziehen. Was ist es nun, was den Japaner schützt, bzw. was schadet dem Europäer bei seiner Ernährung? Vergleicht man die Zusammensetzung der Speisen in Ost und West, finden sich erhebliche Unterschiede: Die asiatische Ernährung hat auch einen sehr hohen Ballaststoffgehalt, wohingegen tierisches Eiweiß und Fett auf ein Minimum beschränkt sind. Wissenschaftliche Untersuchungen konnten zeigen, dass gerade der Anteil tierischer Fette in Zusammenhang mit dem Prostatakarzinomrisiko steht.

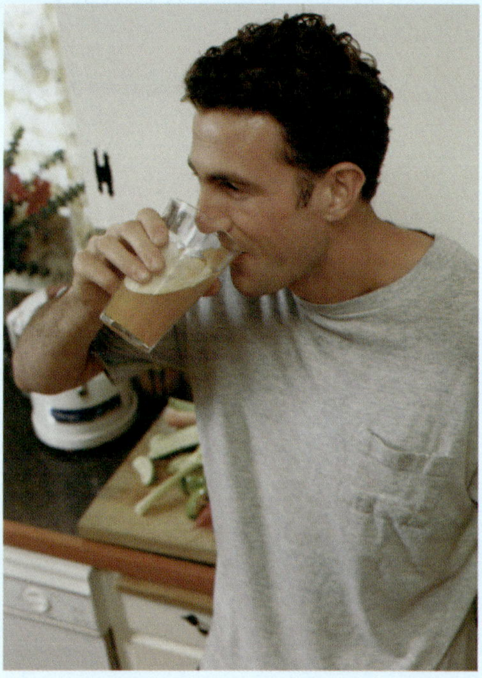

Es ist aber nicht nur der schädliche Einfluss einer übermäßigen Aufnahme von tierischem Fett (Amerikaner essen doppelt so fett wie Japaner), sondern vor allem die schützende Wirkung der ballaststoffreichen Kost, die offensichtlich Tumorerkrankungen steuert. Wissenschaftler haben in den vergangenen Jahren mit Hochdruck versucht herauszufinden, welche Substanzen es tatsächlich sind, die uns vor Tumoren schützen. Ballaststoffe (z.B. Gemüse, Früchte, Vollkorngetreide) führen auf verschiedenen biologischen Wegen dazu, dass das männliche Geschlechtshormon Testosteron im Blut des Mannes gesenkt wird. Dies ist ein gewünschter Effekt, da Testosteron der beste Wachstumsfaktor des Prostatakarzinoms ist. Selbstverständlich wird durch eine solche Ernährung der Testosteronspiegel nicht so gesenkt, dass Mann nicht mehr »Mann« ist!

Ein weiterer Effekt einer ballaststoffreichen Ernährung besteht in einer automatischen Zufuhr von wichtigen Vitaminen. So haben Studien gezeigt, dass Carotinoide (Vorläufer des Vitamins A) die Prostatakarzinomhäufigkeit senken. Als Ursache dieses Effektes gilt die antioxidative Wirkung von Carotinoiden, die zur Stabilisierung der gesunden Zellen beiträgt. Wie Sie bereits wissen, finden sich solche Carotinoide z. B. in Tomaten und Karotten, aber auch in Kürbis oder Spinat. Entscheidend ist jedoch der regelmäßige Verzehr dieser Gemüse. Nur die tägliche Aufnahme dieser Substanzen über einen langen Zeitraum kann einen entsprechenden Erfolg zeitigen.

Eine weitestgehend unerforschte Gruppe von sog. Mikronährstoffen sind die Phytoöstrogene. Phytoöstrogene sind Östrogen-ähnliche Substanzen, die mit dem körpereigenen Östradiol um die Östrogenrezeptoren konkurrieren. Da die Wirkung der Phytoöstrogene auf das Prostatawachstum wesentlich geringer als die von Östradiol ist, erwartet man von ihnen einen wesentlichen »Prostataschutz«. Die beiden bisher am besten untersuchten Phytoöstrogengruppen sind die Isoflavone und die Lignane. Erst durch die Darmflora werden aus ihnen die östrogen wirksamen Verbindungen (z. B. Genistein oder Enterodiol) frei, welche dann über die Darmwand ins Blut aufgenommen werden. Untersuchungen haben gezeigt, dass hohe Isoflavonkonzentrationen durch Verzehr von Sojabohnen oder Kichererbsen erreicht werden können. Leinsamen, Getreide, jedoch auch Brokkoli oder Ananas führen zu hohen Lignankonzentrationen.

In Anlehnung an die Richtlinien der Amerikanischen Krebsgesellschaft lassen sich folgende Punkte zusammenfassen, die »Mann« in seiner Lebensweise beachten sollte, um sein Prostatakrebsrisiko zu senken.

1. **Erhöhen Sie den pflanzlichen Anteil in Ihrer Nahrung!**
   Essen Sie 5-mal am Tag Früchte und/oder Gemüse. Verzehren Sie Vollkorngetreideprodukte aus Weizen, Roggen und Reis.
2. **Reduzieren Sie tierische Fette in Ihrem Essen!**
   Das heißt insbesondere: Weniger Fleisch! Und weniger Wurst!
3. **Treiben Sie Sport und erreichen Sie ein gesundes Körpergewicht!**
   Dreißig Minuten Laufen am Tag sind hervorragend. Jeden Tag!

Sie sehen, wie sehr sich viele Ernährungsratschläge für Frauen und Männer ähneln, die bewusst ihr Risiko für Brustkrebs bzw. Prostatakrebs senken wollen. Sie sollten diese Informationen nutzen, um auch Ihren Lebenspartner zu einer Umstellung seiner alten Gewohnheiten zu bewegen. Machen Sie gemeinsam einen Versuch!

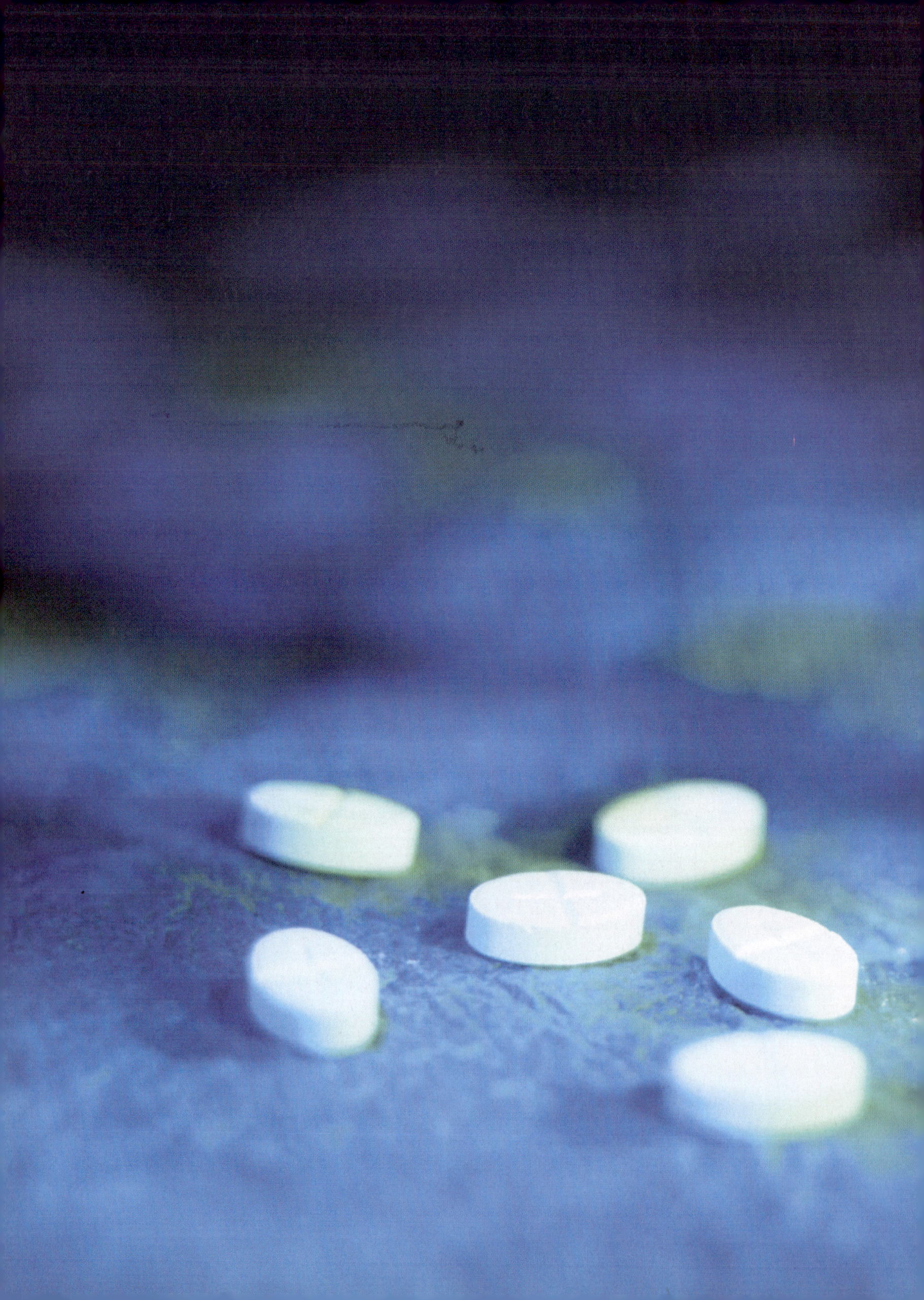

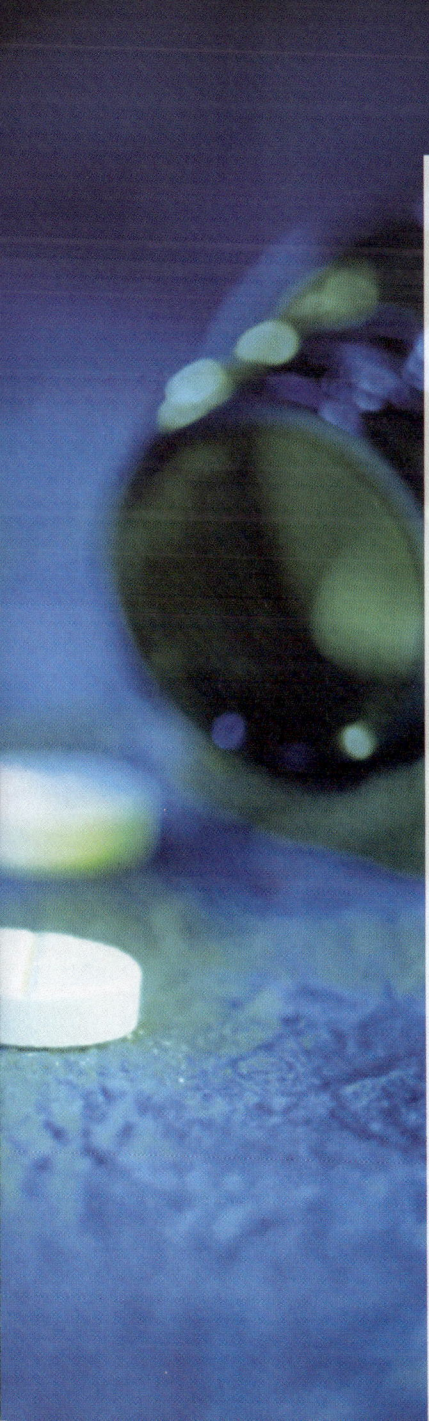

Chemoprävention – Medikamente zur Vorbeugung von Brustkrebs

Das NCP-Programm hilft Ihnen, Ihr Brustkrebsrisiko auf natürliche Weise zu senken. Parallel sucht die Forschung nach Wegen, eben dieses Risiko durch Medikamente gezielt zu minimieren bzw. auszuschalten. Mit einer konzertierten Aktion – Prävention durch Ernährung und durch Medikamente – könnte vielleicht ein noch größerer Erfolg erzielt werden. Zwei vielversprechende Präparate gibt es bereits: das Tamoxifen und, neu, das Raloxifen. Diese stellt Ihnen das folgende Kapitel vor.

Medikamente gegen Brustkrebs – kein Traum

Brustkrebs ist vermeidbar. Wir haben in den vergangenen Kapiteln gesehen, dass bestimmte Nahrungsbestandteile wie Antioxidanzien, sekundäre Pflanzenstoffe oder Phytoöstrogene in der Lage sind, das Brustkrebsrisiko deutlich zu senken. Sie werden sich fragen, ob es vielleicht auch Medikamente gibt, die Sie zur Vorbeugung gegen Brustkrebs nutzen könnten. Ist es nicht möglich, statt einer Chemotherapie zur Behandlung eines bereits bestehenden Tumors auch eine Chemoprävention zur Verhütung eines drohenden Brustkrebses zu verordnen?

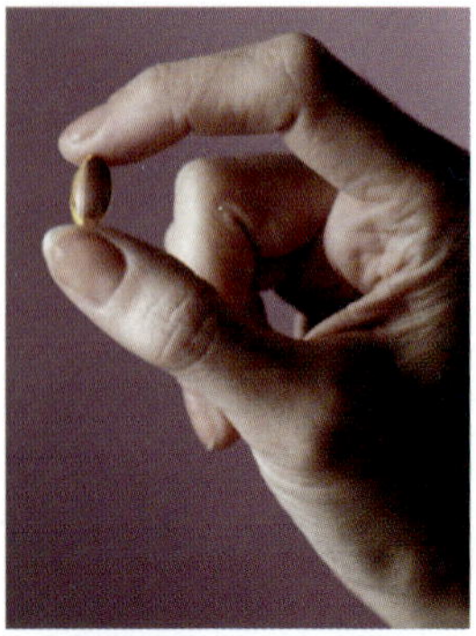

Derzeit sind zwei Medikamente zur Vorbeugung von Brustkrebs von Interesse.

Tatsächlich werden zur Zeit weltweit in einer ganzen Reihe von Studien Medikamente getestet, die möglicherweise für eine solche Chemoprävention geeignet sind. Zwei Präparate sind dabei von ganz besonderem Interesse.

Tamoxifen

Tamoxifen ist kein wirklich neues Präparat. Es wird bereits seit Jahrzehnten in der Therapie des Brustkrebses eingesetzt. Als so genanntes »Antiöstrogen« blockiert es die Östrogenrezeptoren von Tumorzellen und verhindert somit ein weiteres Krebswachstum. Verordnet wird Tamoxifen vor allem Frauen nach den Wechseljahren, die einen Hormonrezeptor-positiven Brustkrebs haben. Gut die Hälfte aller Brustkrebse weisen solche Bindungsstellen für Östrogene auf und sind damit in ihrem Wachstumsverhalten ganz besonders hormonabhängig.

Ein vorbeugendes Präparat muss gut verträglich sein.

Im Gegensatz zu der klassischen Chemotherapie, die ja mit Zellgiften arbeitet und durchweg von erheblichen Nebenwirkungen begleitet wird, ist das Tamoxifen sehr gut verträglich. Eine Tamoxifen-Behandlung wird daher bei vielen Brustkrebspatientinnen zumeist über Jahre hinweg durchgeführt, ohne dass dadurch die Lebensqualität in nennenswerter Weise beeinträchtigt wird.

Tamoxifen beugt auch der Osteoporose vor

Tamoxifen hat sogar noch eine »positive Nebenwirkung«. Am Skelettsystem entfaltet es eine östrogenartige Restwirkung und beugt somit der Osteoporose vor. Dies ist nicht zuletzt vor dem Hintergrund wichtig, dass Frauen, die an einem Brustkrebs leiden, nach den Wechseljahren zumeist keine Hormonsubstitution erhalten dürfen und dadurch häufig besonders osteoporosegefährdet sind.

Die gute Verträglichkeit des Tamoxifens macht das Präparat zu einer der interessantesten »chemopräventiven« Substanzen. An Medikamente, die zur Vorbeugung eingesetzt werden, müssen ja andere Ansprüche bezüglich Sicherheit und Nebenwirkungen gestellt werden als an Präparate, die zur Therapie verabreicht werden. Ein bestehender Brustkrebs ist eine lebensbedrohende Erkrankung. Um einen derartigen Tumor zu behandeln, wird man auch schwer wiegende Nebenwirkungen in Kauf nehmen. Ein Präparat jedoch, das ausschließlich der Vorbeugung dient, wird von gesunden Personen eingenommen. Hier sind eventuelle Nebenwirkungen sehr viel kritischer zu bewerten.

Ein Aufsehen erregender Studienabbruch

Eine erste große Studie, die die Tauglichkeit des Tamoxifens zur Brustkrebsprophylaxe testen sollte, endete so spektakulär, dass die Ergebnisse auch über die medizinische Fachwelt hinaus für Aufregung sorgten. Im April 1995 wurde in den Vereinigten Staaten das »Breast Cancer Prevention Trial« nach 5 Jahren vorzeitig abgebrochen. Grund: Bei 13 000 Frauen, die alle ein besonders hohes Brustkrebsrisiko aufwiesen, war die Brustkrebserkrankungshäufigkeit unter Tamoxifengabe um 45 Prozent gesunken. Die Zahl ergab sich im Vergleich zu einer ähnlich großen Gruppe gleichermaßen gefährdeter Frauen, die lediglich ein Scheinmedikament (Plazebo) erhielten. Daraufhin beschlossen die für die Studie verantwortlichen Wissenschaftler, die Untersuchung 14 Monate früher als geplant zu beenden, weil es ihrer Meinung nach nicht länger zu verantworten war, den Frauen in der Plazebogruppe die Vorteile des Tamoxifens vorzuenthalten.

Zweifellos ein sensationelles Ergebnis. Viele Zeitungen waren denn auch schnell mit euphorischen Schlagzeilen über die neue »Wunderpille gegen Brustkrebs« zur Stelle. In Amerika ist Tamoxifen inzwischen das erste Medikament, das eine offizielle Zulassung zur Brustkrebsprophylaxe erhalten hat. Dennoch gilt es, allzu hoch gesteckte Erwartungen zu dämpfen. Zum einen sind mittlerweile weitere Untersuchungen veröffentlicht worden, die diese guten Ergebnisse nicht mehr bestätigen. Wodurch diese unterschiedlichen Resultate zustande kamen, wird in der Fachwelt gegenwärtig heftig diskutiert. Zum anderen ist Tamoxifen zwar relativ gut verträglich, hat aber wie jedes wirksame Medikament auch Nebenwirkungen.

Erhöhtes Risiko für Gebärmutterkrebs?

Niedrigeres Brustkrebsrisiko, aber leicht erhöhtes Risiko für Gebärmutterkörperkrebs.

Eine besonders unerwünschte Wirkung des Tamoxifens bezieht sich auf die Gebärmutterschleimhaut, die leider durch eine Tamoxifengabe stark stimuliert wird. Dies führt nicht nur zu gelegentlich auftretenden Blutungsanomalien, sondern hat offensichtlich auch ein erhöhtes Risiko für einen Gebärmutterkörperkrebs zur Folge. Zwar ist dieser wesentlich seltener und auch weniger aggressiv als der Brustkrebs. Dennoch trübt es natürlich die Freude über eine mögliche Prävention des Brustkrebses, wenn dadurch gleichzeitig das Risiko, einen anderen Krebs zu verursachen, ansteigt. Die Lösung dieses Problems könnte in einer Gruppe von Präparaten liegen, die eine Weiterentwicklung des Tamoxifens darstellen. Die Rede ist von den so genannten SERMs.

SERMs

Zu den interessantesten pharmakologischen Neuentwicklungen der letzten Jahre gehört eine Substanzklasse, die als »Selective Estrogen-Rezeptor-Modulatoren« (englisch kurz: SERMs) bezeichnet wird. Von dem guten Dutzend SERMs, die zur Zeit erforscht werden, ist das Raloxifen mit Abstand am besten untersucht. Seit 1998 ist es unter dem Handelsnamen »Evista« auch in Deutschland zugelassen.

Wie wirken SERMs?

SERMs sind eine Art »Hormonzwitter«. An bestimmten Organsystemen, z. B. am Skelett, entfalten sie östrogenartige Wirkungen. Daher eignen sich SERMs sehr gut zur Osteoporoseprophylaxe. In einer ganzen Reihe von Studien konnte bei Frauen, die Raloxifen einnahmen, eine Steigerung der Knochendichte und eine deutliche Verringerung von Wirbelbrüchen nachgewiesen werden. Auch auf das Herz-Kreislauf-System wirken SERMs – ähnlich wie die eigentlichen Östrogene – positiv. Sie senken die Blutfette und beugen so einer Arterienverkalkung vor.

SERMs beugen Osteoporose und Arterienverkalkung vor.

Keine Wirkung auf die Gebärmutterschleimhaut

Dort jedoch, wo die Östrogenwirkung eher unerwünscht ist, nämlich an der Gebärmutterschleimhaut und an der Brustdrüse, wirken SERMs wie Hormonblocker. Nach den Wechseljahren treten daher unter Einnahme von Raloxifen keine Blutungen mehr auf. Vor allem aber scheint Raloxifen einen ähnlich schützenden Effekt auf die Brustdrüse zu haben wie das chemisch verwandte Tamoxifen – allerdings ohne dessen unerwünschte Nebenwirkung auf die Gebärmutterschleimhaut.

Noch sind die Beobachtungszeiträume der hierzu durchgeführten Untersuchungen zu kurz, um schon eindeutige Ergebnisse liefern zu können. Doch die ersten »Trendmeldungen« sind überaus vielversprechend. So ergab die Zwischenauswertung aller zusammengeführten Daten aus mehreren Raloxifen-Langzeitstudien mit insgesamt 11 000 Frauen nach einer mittleren Einnahmezeit von 4 Jahren einen Rückgang der Neuerkrankungen an Brustkrebs um mehr als die Hälfte. Dabei zeigte sich mit zunehmender Behandlungsdauer eine immer deutlichere Wirkung. Doch wie gesagt: Noch sind die Studien nicht endgültig abgeschlossen und ausgewertet. Aus diesem Grunde hat Raloxifen auch noch nicht (Stand 2004) die Zulassung zur Brustkrebsprophylaxe erhalten.

Bis es so weit ist, sollte die Einnahme von Medikamenten zur Brustkrebsprophylaxe nur mit äußerster Zurückhaltung erfolgen. Auch wenn das Raloxifen nicht die unerwünschten Wirkungen des Tamoxifens auf die Gebärmutterschleimhaut aufweist und insgesamt offensichtlich ein sehr sicheres Präparat ist, so ist es doch nicht gänzlich frei von Nebenwirkungen. Ähnlich wie bei den klassischen Hormonpräparaten ist auch bei Raloxifen das Thromboserisiko leicht erhöht. Auch Wadenkrämpfe können bei den Benutzerinnen gelegentlich auftreten.

SERMs zur Behandlung von Beschwerden nach den Wechseljahren

Gegenwärtig wird Raloxifen hauptsächlich zur Vorbeugung und Therapie der Osteoporose nach Abschluss der Wechseljahre eingesetzt. Es hilft jedoch nicht gegen die klassischen Wechseljahrs-Beschwerden wie Hitzewallungen, Schlafstörungen oder depressive Verstimmungen. Empfehlenswert ist es sicherlich für all jene Frauen nach den Wechseljahren, die nicht mehr unter solchen psychovegetativen Symptomen leiden, aber hormonmangelbedingten Erkrankungen vorbeugen wollen. Während in diesen Fällen der langjährige Einsatz von Östrogenen doch zu einem leicht erhöhten Brustkrebsrisiko führt, ist ein solcher Effekt mit Raloxifen nicht zu erwarten. Sollten sich die bisherigen Daten bestätigen, würde im Gegenteil durch die Einnahme von Raloxifen dem Brustkrebs sogar aktiv vorgebeugt.

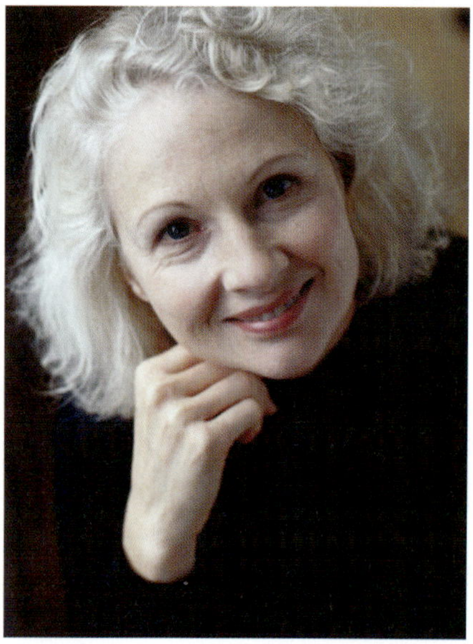

Raloxifen – bei Frauen nach den Wechseljahren häufig eingesetzt.

Noch nicht eindeutig geklärt ist schließlich auch die Frage, wie sich Frauen vor den Wechseljahren medikamentös gegen Brustkrebs schützen können. Da über diese Personengruppe keine ausreichenden Erfahrungen vorliegen, kann bei einer ungeplant eintretenden Schwangerschaft eine Schädigung durch SERMs nicht mit Sicherheit ausgeschlossen werden. Jüngere Frauen sollten Raloxifen daher zum gegenwärtigen Zeitpunkt noch nicht einnehmen.

Fazit: Mit Tamoxifen und Raloxifen stehen zwei Präparate zur Verfügung, durch die offensichtlich eine medikamentöse Vorbeugung (Chemoprävention) gegen Brustkrebs möglich ist. Die hierzu laufenden Studien sind allerdings noch nicht so weit ausgewertet, dass bereits generelle

Empfehlungen ausgesprochen werden können. Weitere Substanzen, wie z. B. Aromatasehemmer, werden inzwischen ebenfalls getestet. Die Untersuchungen befinden sich jedoch noch in den Anfangsstadien und werden mehrere Jahre benötigen. Eine Einnahme von Medikamenten zur Krebsprophylaxe sollte daher zum gegenwärtigen Zeitpunkt nur nach Absprache mit einem auf diesem Feld kompetenten Arzt und nach Möglichkeit auch nur im Rahmen von klinischen Studien erfolgen.

Brustkrebsprophylaxe jetzt

Die evidenzbasierte Medizin.

In der Diskussion um neue Therapieverfahren hat während der letzten Jahre in medizinischen Fachkreisen ein Begriff zentrale Bedeutung erlangt: die »evidence based medicine«. Man versteht darunter, dass Behandlungsverfahren nur dann in die Heilkunde aufgenommen und empfohlen werden sollten, wenn ihre Wirksamkeit unter wissenschaftlichen Bedingungen nachgewiesen werden kann. Ziel einer solchen »evidence based medicine« ist es keineswegs, die klassische »Schulmedizin« gegen alternative Behandlungsverfahren zu verteidigen. Im Gegenteil: Manche so genannte alternative bzw. naturheilkundliche Heilmethode – wie z. B. die Akupunktur – konnte inzwischen nachweisen, dass sie auf einer nachvollziehbaren (Evidenz-basierten) Grundlage beruht und somit längst Bestandteil eines ganzheitlichen medizinischen Behandlungskonzeptes ist.

Bei aller Offenheit gegenüber alternativen Heilverfahren gilt es aber dennoch, eine seriöse, der Vernunft und den Naturwissenschaften verpflichtete Medizin abzugrenzen von den vielfach unhaltbaren Versprechungen, mit denen diverse Gurus, Geistheiler und selbsternannte Gesundheitsapostel ihre zum Teil obskuren Therapien anpreisen und praktizieren. Häufig steht hinter solchen Heilsversprechungen nicht viel mehr als der fromme Wunsch oder gar das schlecht getarnte Geschäftsinteresse dessen, der sie anbietet.

Sind die Empfehlungen verfrüht?

Aber wie steht es denn nun mit der Behauptung, durch eine gezielte Umstellung der Ernährung und des Lebensstils ließe sich das Risiko reduzieren, an Brustkrebs zu erkranken? Handelt es sich hierbei um eine »evidence based medicine«, oder sind diese Empfehlungen nicht eher eine modische Anbiederung an den Zeitgeist, bei dem das Thema Ernährung momentan mal wieder hoch im Kurs steht? Ist das in diesem Buch empfohlene NCP-Ernährungsprogramm tatsächlich wissenschaftlich abgesichert? Ist es nicht zu früh, bereits jetzt solche Empfehlungen auszusprechen? Werden hier nicht falsche Hoffnungen geweckt?

Um es gleich vorwegzunehmen: Ein eindeutiger wissenschaftlicher Beweis, dass durch das hier vorgestellte NCP-Ernährungsprogramm eine statistisch nachweisbare Verringerung der Brustkrebsfälle erreicht wird, liegt bisher nicht vor.

Er wird allerdings auch schwer zu erbringen sein, und dies hat prinzipielle Gründe. Um die Wirksamkeit eines neuen Medikamentes oder einer Behandlungsmethode streng wissenschaftlich belegen zu können, werden inzwischen so genannte »prospektive, randomisierte, plazebokontrollierte Doppelblind-Studien« gefordert. Was heißt das?

Kriterien wissenschaftlicher Studien

Prospektiv bedeutet nicht, dass bereits erkrankte Patienten im Nachhinein (retrospektiv) nach bestimmten Risikofaktoren für ihre Erkrankung befragt werden, sondern vielmehr, dass gesunde Personen über einen langen Zeitraum hinweg beobachtet werden, um dann festzustellen, ob, wann und warum sie erkranken. Randomisiert heißt, dass hierzu zwei Gruppen gebildet werden, die sich möglichst in allen Merkmalen (z. B. Alter, Größe, Gewicht, Ernährungsgewohnheiten, Nikotinkonsum etc.) gleichen müssen. Bei der Prüfung eines Medikamentes bekommt dann die eine Gruppe (die Kontrollgruppe) ein Plazebo (Scheinmedikament) und die andere (die Verum-Gruppe) das eigentliche Medikament, das getestet werden soll. Die Untersuchung ist somit plazebokontrolliert. Weil bekannt ist, dass bereits das bloße Wissen, ein Medikament verabreicht (Arzt) oder eingenommen zu haben (Patient), das Befinden des Patienten und auch die Untersuchungsergebnisse beeinflussen kann (Plazebo-Effekt), sind weder der untersuchte Patient noch der untersuchende Arzt darüber informiert, wer das Medikament oder wer das Plazebo eingenommen hat. Dies weiß lediglich die übergeordnete Studienleitung. Dieser komplizierte Versuchsaufbau wird als »Doppelblind-Studie« bezeichnet.

Der mühsame Weg zur sicheren Erkenntnis.

Sie können sich vorstellen, dass unter solchen Bedingungen der Nachweis, inwieweit eine Umstellung des Ernährungsverhaltens das Brustkrebsrisiko senkt, nur sehr schwer zu erbringen ist. Zum einen entwickelt sich Brustkrebs langsam. Die Studie müsste also mindestens über 10 bis 15 Jahre laufen. Überdies geht es nicht um die Wirksamkeit einer einzelnen Substanz, die sich relativ gut belegen lässt, sondern um die Auswirkungen einer komplexen Umstellung von Ernährung und Lebensstil. Je komplexer jedoch die Fragestellung einer Studie ist, umso weniger eindeutig sind die Resultate.

Der Faktor Geld

Und schließlich sind solche Untersuchungen natürlich auch ungemein teuer. Die Kosten für die Neueinführung eines Medikamentes gehen inzwischen in den dreistelligen Millionenbereich, hauptsächlich aufgrund der aufwändigen klinischen Studien. Pharmafirmen sind bereit, dieses Geld zu investieren, wenn sie hoffen können, durch die anschließende Vermarktung des Medikamentes ihre Investitionen mit Gewinn zurückzuerhalten. Wer aber will 100 Millionen Euro für den Nachweis ausgeben, dass Sojabohnen oder Brokkoli Brustkrebs verhindern, wenn diese Nahrungsmittel anschließend für wenig Geld auf jedem Wochenmarkt erhältlich sind?

Eine letztendlich beweisende Studie zu diesem Thema wird also in absehbarer Zukunft nicht zu erwarten sein. Dennoch entbehren die hier gegebenen Empfehlungen nicht einer wissenschaftlichen Grundlage. Fast täglich erscheinen aus den Forschungsinstituten der Krebszentren und den Labors von Ernährungswissenschaftlern neue Berichte über Krebs vorbeugende

Eine Fülle von Studien stützt das NCP-Programm.

Bestandteile in unseren Nahrungsmitteln. Epidemiologische Untersuchungen, klinische Studien und Tierversuche belegen, dass unsere Ernährung einen ganz entscheidenden Einfluss auf die Krebsentstehung hat. Ständig werden weitere Substanzen entdeckt, deren antioxidative Fähigkeiten krebsprophylaktisch genutzt werden können. Völlig neue Perspektiven ergeben sich darüber hinaus durch die Entdeckung hormonähnlicher Stoffe in unseren Nahrungsmitteln. Neben Phytoöstrogenen werden inzwischen auch Phytogestagene und Phytoandrogene erforscht. Rund um den Globus arbeiten Naturwissenschaftler daran, gesundheitsfördernde und der Krebsprävention dienende Substanzen aus unserer Nahrung zu isolieren und systematisch zu erforschen.

Aber sollte man dann nicht mit konkreten Ernährungsempfehlungen noch ein wenig warten, bis mehr gesichertes Wissen zur Verfügung steht?

Gesicherte Trends

Die Antwort darauf gibt wohl am besten die Stellungnahme der Deutschen Krebsgesellschaft wieder, die bereits im Februar 2000 entschied, das NCP-Programm zu unterstützen. Im Folgenden fassen wir die Empfehlungen dieser Erklärung zusammen, die eine Art Konsens zum Thema »Ernährung und Krebsprävention« darstellen und zugleich die Aussagen dieses Ratgebers in idealer Weise auf den Punkt bringen.

Seit einiger Zeit nehmen die Erkenntnisse zu, dass die Ernährung eine entscheidende Rolle bei der Krebsentstehung spielt, vor allem bei hormonabhängigen Tumoren wie Brust- und Gebärmutterkörperkrebs, aber auch bei Prostatakrebs. Aufgrund dieser Erkenntnisse sind die folgenden Empfehlungen, die zum Tumor-Vorbeugeprogramm NCP zusammengefasst sind, sinnvoll.

1. Übergewicht ist ein Risikofaktor für Krebserkrankungen. Die Verringerung von Übergewicht ist deshalb eine Krebs vorbeugende Maßnahme.
2. Empfohlen wird, den Fettverzehr allgemein einzuschränken und tierische Fette durch mehrfach ungesättigte Pflanzen-

fette zu ersetzen. Oliven- und Fischöl (Omega-3-Fettsäuren) haben einen günstigen Einfluss auf das Tumorgeschehen.

3. Freie Radikale führen zu einer Erhöhung des Krebsrisikos. Deshalb ist eine vermehrte Zufuhr von Antioxidanzien (Radikalenfänger), die hauptsächlich in Obst und Gemüse enthalten sind, eine sinnvolle Krebs vorbeugende Maßnahme. Die Empfehlung, fünf Portionen Obst und Gemüse am Tag zu essen, wird von der Deutschen Gesellschaft für Ernährung und der Deutschen Krebsgesellschaft befürwortet.
4. Außer Antioxidanzien sind die sekundären Pflanzenstoffe bei der Krebsvorbeugung entscheidend. Vor Krebs schützende Substanzen sind besonders in Obst- und Gemüsesorten mit einem hohen Anteil von Carotinoiden und Flavonoiden enthalten. Besonders für hormonabhängige Tumoren besitzen phytoöstrogenhaltige Nahrungsmittel eine vorbeugende Wirkung. Phytoöstrogene finden sich vor allem in Sojaprodukten.
5. Alkohol beeinflusst den Östrogenstoffwechsel. Vermehrter Alkoholkonsum erhöht daher das Brustkrebsrisiko. Deshalb gilt: Je weniger Alkohol, desto besser.
6. Körperliche Aktivität senkt das Brustkrebsrisiko. Entscheidend ist jedoch, regelmäßig körperlich aktiv zu sein. Empfohlen werden mindestens dreißig Minuten Sport mindestens dreimal die Woche.

Studien, die beweisen, dass sich durch die Befolgung des NCP-Ernährungsprogramms das Krebsrisiko in statistisch bedeutsamer Weise verringert, gibt es nicht. Wegen der vielen Faktoren, die bei der Krebsentstehung eine Rolle spielen, und des lang dauernden Krebswachstums werden solche Studien auch in nächster Zeit nicht vorliegen. Die Fülle wissenschaftlicher Erkenntnisse über den Zusammenhang von Ernährung und Krebsentstehung begründet jedoch zur Genüge die hier gegebenen Empfehlungen. Die Umsetzung des NCP-Ernährungsprogramms ist nicht zuletzt auch deshalb sinnvoll, weil außer der Krebsvorbeugung viele andere positive gesundheitliche Auswirkungen erzielt werden.

Abschlussbetrachtung: Nil nocere – es schadet nicht

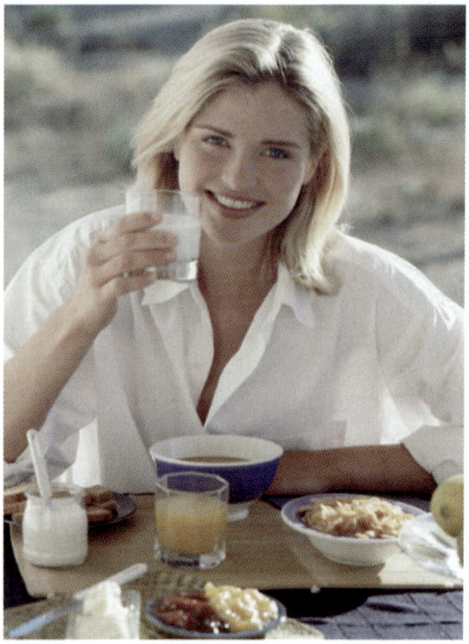

Nahrung soll nicht nur gesund sein, sondern auch schmecken. Das NCP-Ernährungsprogramm erfüllt diese Anforderungen.

Bei der gegenwärtigen Diskussion um die »evidence based medicine« sollten wir einen weiteren Grundsatz der westlichen Medizin nicht vergessen, der bereits wesentlich älter ist: das Nil nocere, d. h. vor allem nicht schaden. Dem Patienten mit dem, was man tut oder was man ihm rät, nicht zu schaden, war bereits eine der zentralen Forderungen des Hippokratischen Eides. Die in diesem Buch gegebenen Empfehlungen zur Brustkrebsprophylaxe sind Bestandteil einer solchen »Nil-Nocere-Medizin«.

Das NCP-Ernährungsprogramm bringt die gegenwärtigen Empfehlungen, sich vor Brustkrebs zu schützen, auf den kleinsten gemeinsamen Nenner. Es kann in dieser Form bereits jetzt empfohlen werden, weil es keinerlei unerwünschte Nebenwirkungen hat.

Im Gegenteil: Es weist, wie die Deutsche Krebsgesellschaft betont, eine »ganze Reihe positiver, gesundheitlicher Begleiteffekte« auf. Das bedeutet:

- Sie schützen sich vor Arteriosklerose und Herz-Kreislauf-Erkrankungen,
- Sie vermeiden Übergewicht und die damit verbundenen Erkrankungen,
- Sie beugen der Osteoporose vor,
- Sie beeinflussen Ihre Verdauung günstig.

Unser Wissen über Krebs vorbeugende Nahrungsbestandteile wird in den nächsten Jahren sicherlich noch sprunghaft zunehmen. Aber es besteht kein Grund, weitere 15 Jahre zu warten, um dann endlich ein Programm zu empfehlen, mit dem sich bereits jetzt ein Großteil aller Brustkrebsfälle vermeiden ließe. Ein Programm, das keinerlei Risiken und lediglich positive Nebenwirkungen aufweist.

50 000 neue Brustkrebsfälle jährlich allein in Deutschland sind eine Zahl, die zum Handeln zwingt. Es könnten wesentlich weniger sein. Mit dem NCP-Programm haben wir die Möglichkeit, diese Zahl deutlich zu senken. Brustkrebs ist vermeidbar, wenn Sie die in diesem Buch gegebenen Empfehlungen konsequent umsetzen. Sie müssen nur damit anfangen. Am besten heute noch.

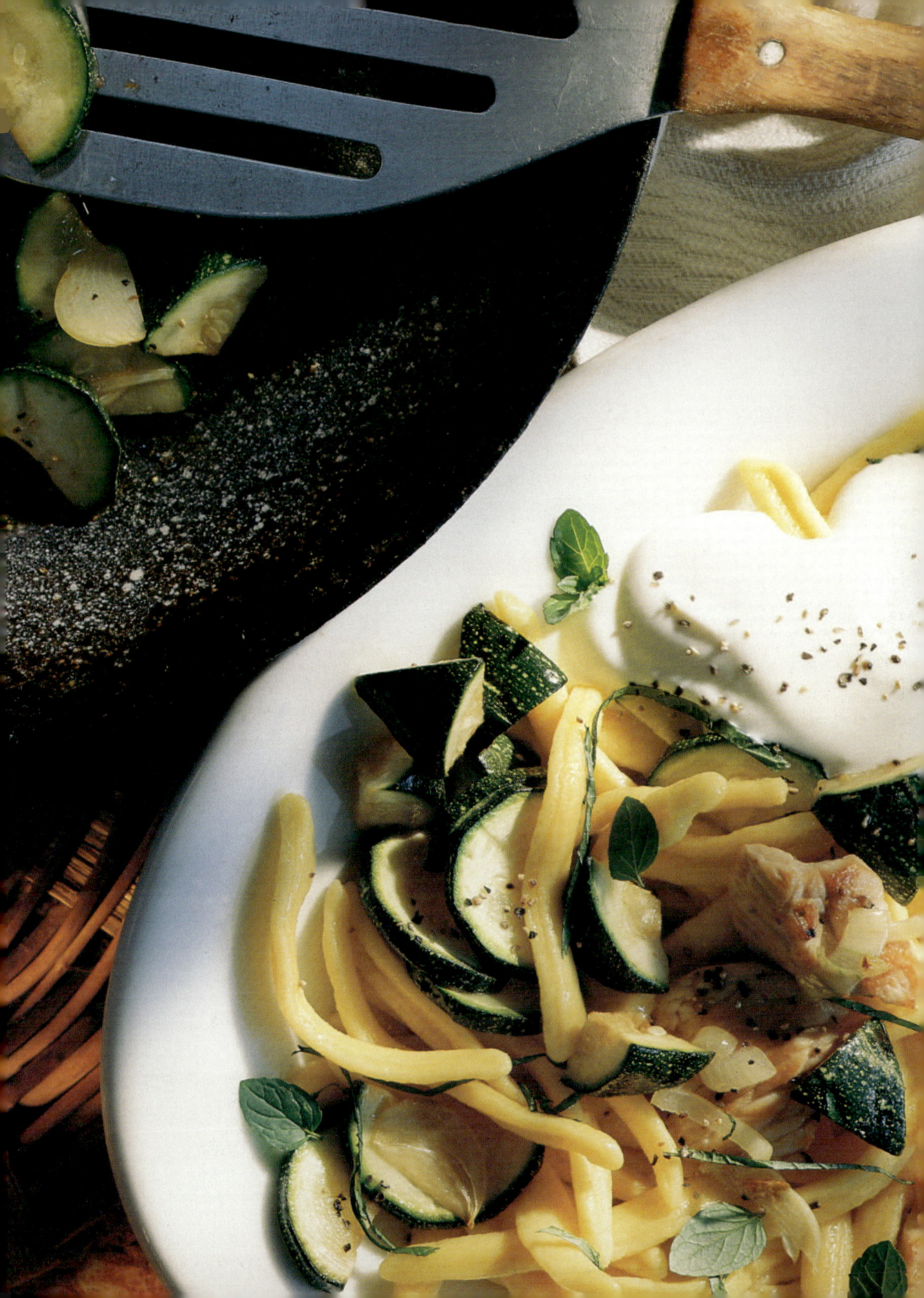

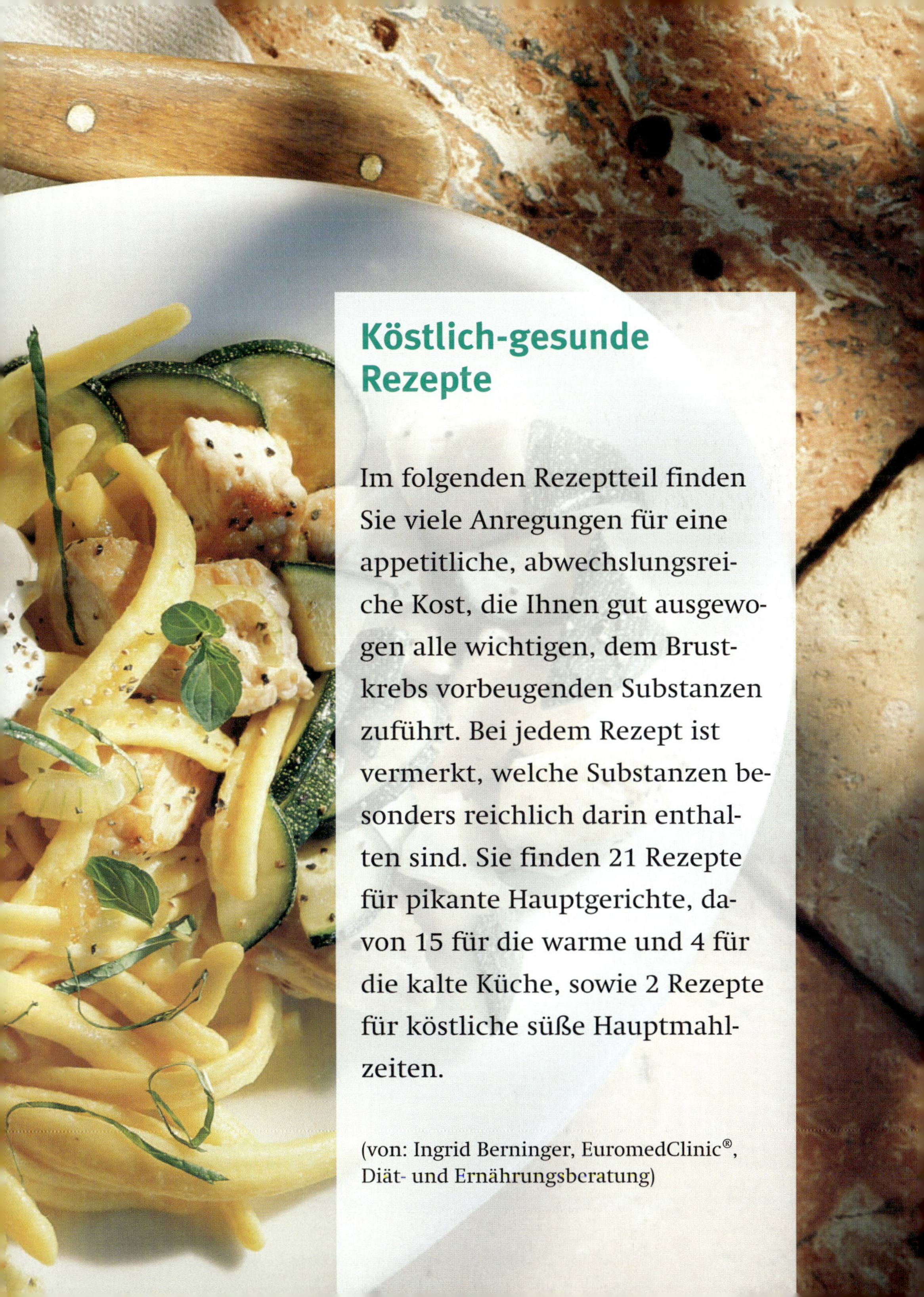

Köstlich-gesunde Rezepte

Im folgenden Rezeptteil finden Sie viele Anregungen für eine appetitliche, abwechslungsreiche Kost, die Ihnen gut ausgewogen alle wichtigen, dem Brustkrebs vorbeugenden Substanzen zuführt. Bei jedem Rezept ist vermerkt, welche Substanzen besonders reichlich darin enthalten sind. Sie finden 21 Rezepte für pikante Hauptgerichte, davon 15 für die warme und 4 für die kalte Küche, sowie 2 Rezepte für köstliche süße Hauptmahlzeiten.

(von: Ingrid Berninger, EuromedClinic®, Diät- und Ernährungsberatung)

Frühstück, Zwischenmahlzeiten und Getränke

Mit einem ausgewogenen Frühstück können Sie bereits einiges für die Krebsprävention tun. Wichtig ist, dass Sie auch mit dieser Mahlzeit schon alle Nähr- und Wirkstoffe aufnehmen, wobei Sie zusätzlich Ihr Augenmerk auf die krebsvorbeugenden Nahrungsmittel richten sollten.

Essen Sie Vollkornbrote, ab und zu einmal eines mit ganzen Haselnüssen, und nutzen Sie vor allem das Angebot von Sojabrot.

Als Aufstrichfett verwenden Sie sparsam Butter. Etwas magere Wurst oder Käse als Brotbelag ist erlaubt, natürlich auch einmal Marmelade oder Honig. Probieren Sie die vegetarischen Brotaufstriche auf Sojabasis.

Bereiten Sie sich öfter mal ein Müsli oder einen Frischkornbrei zu, dem Sie stets Sojaflocken zufügen können. Als Zutaten nehmen Sie Joghurt und frisches Obst. Mit einem Glas Gemüsesaft (Tomate, Karotte, Sauerkraut – pasteurisiert) tun Sie viel für Ihre Gesundheit. Trinken Sie anstelle von Kaffee häufiger Grünen Tee, der aufgrund seiner pflanzlichen Wirkstoffe als besonders aktiver Radikalenfänger gilt.

Frische ist Trumpf

Ihre Zwischenmahlzeiten sollten stets aus frischem Obst oder Frucht- bzw. Gemüsesaft bestehen. Wählen Sie das Obst immer entsprechend der Jahreszeit aus und lagern Sie es nicht lange. Vitamin C gilt als Radikalenfänger und kommt besonders reichlich in Zitrusfrüchten, Sanddorn, schwarzen Johannisbeeren und Acerola (indische Sauerkirsche) vor. Reich an Vitamin A und Carotinoiden sind Aprikosen, Sanddorn, Honigmelone, Holunderbeeren, Papaya und Kaki.

Trinken Sie über den Tag verteilt Grünen Tee

Grüner Tee wird in Asien und Nordafrika bevorzugt genossen. Es ist der nicht fermentierte und nach einem besonderen Verfahren aufbereitete Tee. Besonders geschätzte chinesische Sorten sind der Hayson und Young Hayson. Aus Japan kommen mittlere bis hervorragende Qualitäten von Sencha. Ein Grüner Tee der Spitzenklasse und sehr teuer ist Gyokuro.

Tofuschnitzel »Wiener Art«

(enthält Phytoöstrogene)

Zutaten

für 2 Personen

200 g	Tofu
	etwas Flüssigwürze
	Salz, Pfeffer
1	kleines Ei
4 EL	Paniermehl
2 EL	Margarine
1/2	Zitrone in dünnen Scheiben

Zubereitung

- Tofu in Scheiben schneiden, mit Flüssigwürze beträufeln und kräftig mit Salz und Pfeffer würzen. Einige Zeit ziehen lassen.
- Das Ei in einem Teller verschlagen und die Tofuscheiben darin wenden, anschließend im Paniermehl. Dieses fest andrücken.
- Margarine in einer Pfanne erhitzen und die Tofuscheiben darin goldbraun braten.
- Mit Zitrone garnieren und zu einem bunten Kartoffelsalat reichen. Dazu passt noch Feldsalat.

Nährstoffgehalt pro Portion

259 kcal
14 g Eiweiß
15 g Fett
17 g Kohlenhydrate
1 g Ballaststoffe

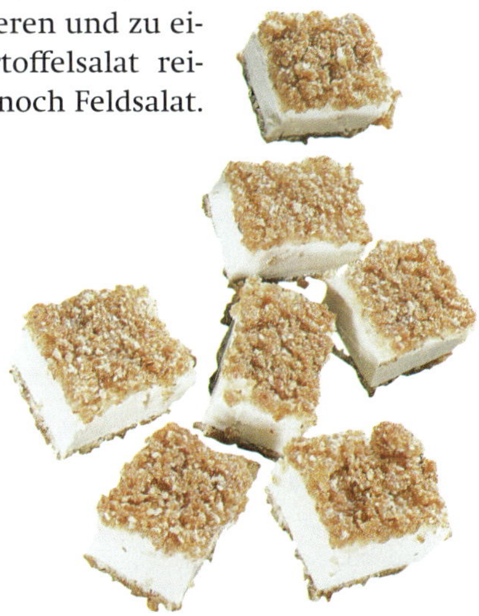

Kartoffel-Tofu-Puffer

(enthalten Phytoöstrogene und Omega-9-Fettsäuren)

Zutaten

für 2 Personen

1	kleine Zwiebel
1/2	Knoblauchzehe
je 1	kleine rote und grüne Paprika-schote
3 EL	Mais aus der Dose
80 g	geriebener Emmentaler (45 % Fett i.Tr.)
1 Msp.	Kurkuma
600 g	Kartoffeln
200 g	Tofu
1	Tasse heißes Wasser
	Salz, Pfeffer
3 EL	Olivenöl

Zubereitung

- Zwiebel und Knoblauch fein würfeln. Paprikaschoten waschen, putzen und ebenfalls würfeln. Alles in eine Schüssel geben und mit Mais, Käse und Kurkuma vermischen.
- Die Kartoffeln schälen und grob raffeln.
- Den Tofu mit heißem Wasser und den Gewürzen mixen und mit den ausgedrückten Kartoffeln verrühren.
- Öl in der Pfanne erhitzen, die Tofu-Kartoffel-Masse in Portionen hineingeben und glattstreichen. Die Gemüsemasse darauf verteilen und etwas andrücken.
- Die Puffer von beiden Seiten knusprig backen.
- Dazu passt jeder Blattsalat.

Nährstoffgehalt pro Portion

662	kcal
25 g	Eiweiß
33 g	Fett
61 g	Kohlenhydrate
16 g	Ballaststoffe

Sojaprodukte in der Küche

Auf die positiven Wirkungen von Soja wurde in diesem Buch bereits mehrfach verwiesen. Wie Sie Sojaprodukte generell in Ihrer täglichen Kost einsetzen können, lesen Sie hier

- Sojaflocken eignen sich hervorragend als Zutat zu Müsli oder Bratlingen.
- Sojamehl bindet Suppen und Soßen, beim Kuchenbacken ersetzt ein Esslöffel Sojamehl ein Ei.
- Geröstete Sojakerne sind ein gesunder Knabberspaß.
- Tofu (Sojaquark) nimmt nur langsam Geschmack an, würzen oder marinieren Sie ihn deshalb stets lange vor dem Backen oder Braten. Sie können Tofu braten, Eintöpfen zugeben, mit Gemüse auf Spießen grillen oder Salate damit bereichern.

Tipps für Tofu-Marinaden, z. B.:

- Mischung aus Olivenöl, Basilikum, frischem Knoblauch, Salz und Pfeffer
- Sojasoße mit etwas Brühe verdünnt
- würzige Tomatensoße
- Vinaigrette aus Essig, Oliven- und Walnussöl, Salz, Pfeffer, Senf, Zwiebeln und verschiedenen Kräutern
- Sojasprossen eignen sich gut als Brotbelag oder können frischen Salaten beigemischt werden.
- Sojagranulat, aus Sojamark hergestellt, wird überall da eingesetzt, wo Hackfleisch gebraucht wird: z. B. für Gemüsefüllungen, Bratlinge und für Soßen.
- Sojasoße, z. B. Shoyu oder Tamari, ist eine ostasiatische Würzsoße und eignet sich als Zugabe zu allen chinesischen, japanischen und indonesischen Gerichten.

Shoyu besteht aus Sojabohnen, Weizen und Salz. Tamari wird aus reiner Soja hergestellt und ist teurer.

Tipp: Achten Sie nach Möglichkeit darauf, dass die Sojasoße frei von Farb-, Konservierungs- und Antifermentationsstoffen ist. Lesen Sie das Etikett.

Gemüsepizza mit Tofu

(enthält Phytoöstrogene, Beta-Carotin und Lykopin)

Zutaten

für 2 Personen

130 g	Dinkelmehl
2 EL	Sojamehl halbfett
1/4 Pä.	Trockenhefe
	Prise Zucker
1 EL	Olivenöl
2 EL	Tomatenpüree
2 EL	Schmand
	etwas frisch gepresster Knoblauch
1 EL	Basilikum gehackt
	Salz, Pfeffer
1	kleiner Zucchino
2 EL	Mais aus der Dose
1/2	rote Paprikaschote
2	Möhren
1 TL	Butter
100 g	Tofu
1 EL	geriebener Gouda (40 % Fett i. Tr.)

Nährstoffgehalt pro Portion

564	kcal
23 g	Eiweiß
22 g	Fett
68 g	Kohlenhydrate
11 g	Ballaststoffe

Zubereitung

- Dinkelmehl, Sojamehl und Hefe mischen, eine Prise Zucker zufügen. Etwas lauwarmes Wasser, das Öl und Salz mit dem Knethaken oder von Hand unterarbeiten und einen lockeren Teig herstellen. Diesen an einem warmen Ort 30 Minuten gehen lassen. Den Teig auf einem geölten Blech flachdrücken.
- Den Tofu würfeln und gut vorwürzen.
- Tomatenpüree mit Schmand verrühren, mit Basilikum, Knoblauch, Salz und Pfeffer würzen und auf dem Teig verstreichen.
- Das Gemüse waschen, Paprika würfeln, Möhren und Zucchino in Scheiben schneiden, die Möhren in Butter einige Minuten vordünsten. Das vorbereitete Gemüse mit dem abgetropften Mais auf dem Teig verteilen.
- Tofu und Käse gleichmäßig über der Pizza verteilen.
- Im Backofen bei 180° C 30 Minuten backen.
- Dazu passt Feldsalat mit grob gehackten Haselnüssen.

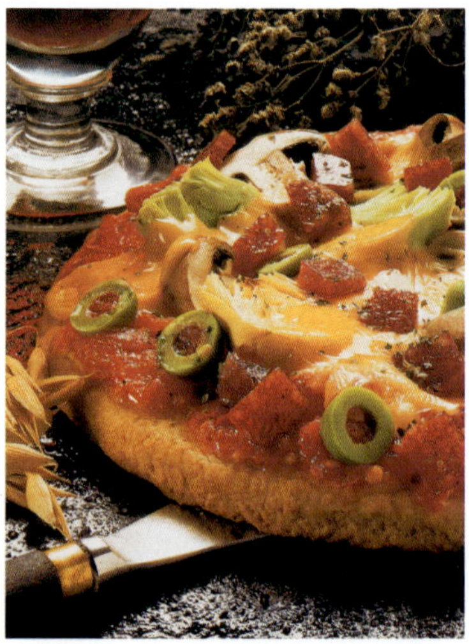

Möhrengratin mit Gorgonzola
(reich an Beta-Carotin)

Zutaten
für 2 Personen

400 g	mittelgroße Möhren
1 Bd.	Schnittlauch
150 g	geräucherte Putenbrust
1 TL	Butter
125 g	Gorgonzola

Nährstoffgehalt pro Portion

375	kcal
32 g	Eiweiß
23 g	Fett
11 g	Kohlenhydrate
7 g	Ballaststoffe

Zubereitung

- Die Möhren waschen, schälen und in Stifte schneiden. In wenig Wasser ca. 15 Minuten dünsten.
- Schnittlauch waschen, in feine Ringe schneiden. Die Putenbrust in Streifen schneiden.
- Die Möhren abtropfen lassen und in eine gefettete feuerfeste Form geben. Schnittlauch und Putenbruststreifen darauf verteilen. Den Gorgonzola in Krümeln darübergeben.
- Im vorgeheizten Ofen bei 200° C ca. 20 Minuten überbacken.
- Dazu passen neue Kartoffeln.

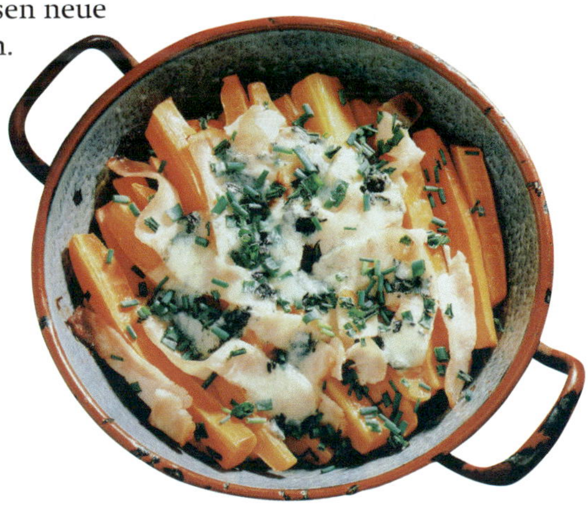

Eine Anmerkung zu Möhren und Tomaten

Das Beta-Carotin der Möhren und das Lykopin der Tomaten sind besonders gute Radikalenfänger. Ihre Bioverfügbarkeit steigt durch mildes Kochen. Der Körper kann diese Stoffe aus den Rohprodukten nur schwer aufnehmen. Bevorzugen Sie deshalb Speisen mit gekochten Möhren, Tomatensuppen und -soßen sowie alle Gerichte mit gegarten Tomaten.

Gefüllte Zwiebeln nach jüdischer Art

(enthält sekundäre Pflanzenstoffe, Vitamin A und Allicin)

Zutaten

für 2 Personen

2	Gemüsezwiebeln je 200 g
1/2 l	Wasser
	Salz
1 EL	Gänseschmalz
200 g	Grünkohl tiefgefroren
	Salz, Pfeffer
	frisch geriebene Muskatnuss
	etwas Margarine zum Fetten
	1 EL Semmelbrösel
1 TL	Gänseschmalz

Nährstoffgehalt pro Portion

184	kcal
9 g	Eiweiß
9 g	Fett
16 g	Kohlenhydrate
9 g	Ballaststoffe

Zubereitung

- Gänseschmalz in einem Topf erhitzen, den aufgetauten Grünkohl dazugeben und bei mittlerer Hitze 60 Minuten garen. Mit Salz, Pfeffer und Muskat würzen.
- Zwiebeln schälen, in siedendem Salzwasser 20 Minuten garziehen lassen, aus dem Wasser nehmen und abkühlen lassen. Einen Deckel abschneiden und die Zwiebeln bis auf die äußere Schale aushöhlen. Das Zwiebelfleisch samt Deckeln fein hacken und unter den Grünkohl mischen. Diese Masse in die ausgehöhlten Zwiebeln füllen.
- Eine feuerfeste Form fetten, Zwiebeln reinsetzen und mit Semmelbröseln bestreuen. Gänseschmalz in Flöckchen darauf verteilen.
- Im Ofen bei 220° C etwa 15 Minuten backen. Mit frischem Kartoffelbrei und Salat aus gekochten Möhren servieren.

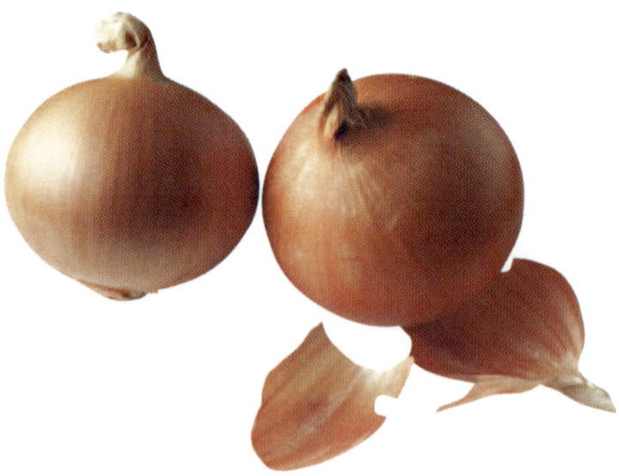

Gefüllte Zucchini mit Krabben und Tofu
(enthalten Phytoöstrogene und Selen)

Zutaten
für 2 Personen

2	mittelgroße Zucchini
1	Zwiebel
200 g	Tofu
1	kl. Dose Eismeerkrabben
2 EL	Crème fraîche
	Salz, Pfeffer
1 EL	Dill
1 EL	Butter
1 EL	Parmesan gerieben

Nährstoffgehalt pro Portion

273	kcal
24 g	Eiweiß
27 g	Fett
8 g	Kohlenhydrate
3 g	Ballaststoffe

Zubereitung

- Den Tofu würfeln und mit Salz und Pfeffer gut würzen. Ziehen lassen.
- Die gewaschenen Zucchini längs halbieren, das Kerngehäuse entfernen und die Zucchinihälften in eine gefettete Auflaufform legen.
- Kleingewürfelte Zwiebel in Fett glasig dünsten, evtl. Zucchini-Inneres mitdünsten.
- Crème fraîche und Krabben dazugeben und einige Minuten mitköcheln. Mit Dill, Salz und Pfeffer abschmecken.
- Zuerst den marinierten Tofu und dann die Krabbenmasse in die Zucchinihälften füllen.
- Mit Parmesan bestreuen und im Ofen bei 200° C ca. 25 Minuten backen.
- Gut passt dazu Naturreis mit einer Tomatensoße.

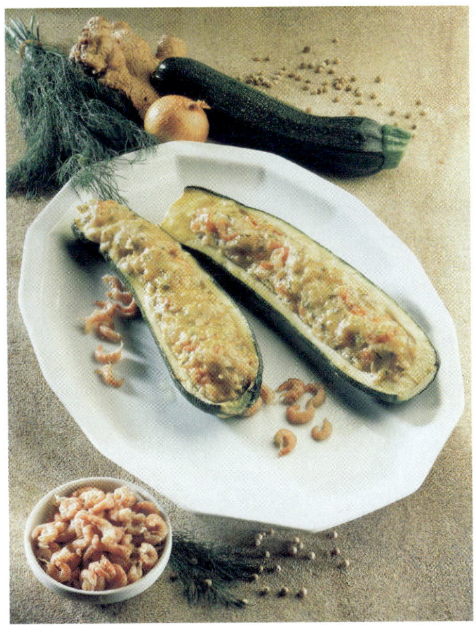

Asiatische Gemüsesuppe
(reich an Phytoöstrogenen)

Zutaten
für 2 Personen

80 g	Glasnudeln
1/2	rote Paprikaschote
150 g	kleine Champignons
1/2 Bd.	Frühlingszwiebeln
100 g	Spitzkohl oder Chinakohl
1/2 l	Gemüsebrühe
50 g	Bambusschößlinge (aus Glas oder Dose)
100 g	Sojasprossen,
	möglichst frisch
100 g	Maiskörner (Gefriergut oder aus der Dose)
	einige Spritzer Tabasco
	Salz, Pfeffer frisch gemahlen
1 TL	Sojasoße
1 EL	Schnittlauchröllchen

Nährstoffgehalt pro Portion

261	kcal
13 g	Eiweiß
3 g	Fett
44 g	Kohlenhydrate
7 g	Ballaststoffe

Zubereitung

- Glasnudeln mit reichlich kochendem Wasser übergießen und etwa 4 Minuten zugedeckt quellen lassen. Durch ein Sieb abgießen.
- Paprika waschen und in Streifen schneiden, Champignons putzen und die größeren halbieren. Die Frühlingszwiebeln putzen und in ca. 4 cm lange Abschnitte schneiden, den Spitzkohl/Chinakohl putzen und in Streifen schneiden. Das Gemüse etwa 15 Minuten bei mittlerer Hitze in der Brühe garen.
- Bambusschößlinge abspülen und in mundgerechte Stücke schneiden, mit den Sprossen, Maiskörnern und Glasnudeln in der Brühe erhitzen. Mit Tabasco, Salz, Pfeffer und Sojasoße abschmecken. Mit Schnittlauch garnieren.

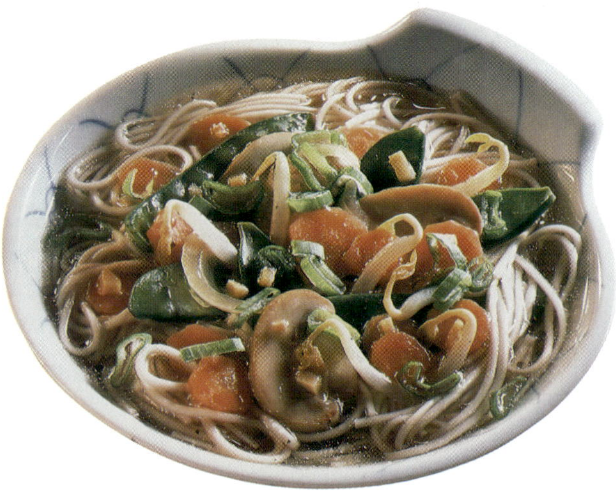

Vom richtigen Umgang mit Obst und Gemüse

Kaufen Sie stets ganz frisches Obst und lagern Sie es möglichst kurz. Ein dunkler, kühler Keller ist der geeignete Aufbewahrungsort. Licht, Luft und Wärme reduzieren den Vitamingehalt in kurzer Zeit ganz erheblich. Lagern Sie Äpfel separat, denn ihre Ausdünstung beschleunigt die Nachreifung anderer Früchte.

Auch Gemüse sollte immer frisch sein. Langes Lagern führt zu deutlichen Nährwertverlusten. Notfalls können Sie Gemüse in Spezialbeuteln im Gemüsefach des Kühlschranks aufheben.

Waschen Sie es gründlich, aber nur ganz kurz, und zerkleinern Sie es stets erst nach dem Waschen. Gemüse sollte im Allgemeinen in wenig Flüssigkeit bei geschlossenem Topf immer nur bissfest gegart werden.

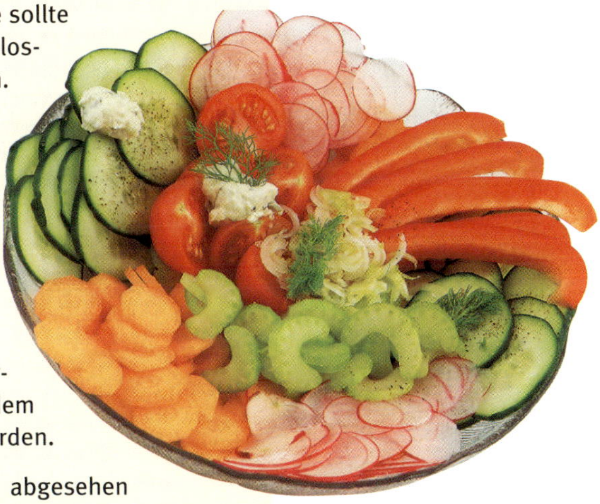

Bei ökologisch angebautem und kurz blanchiertem Gemüse können Sie die anfallende Gemüsebrühe mitverwenden, sie enthält wertvolle Vitamine und Mineralstoffe.

Lange Warmhaltezeiten haben verheerende Folgen. Wenn nicht alle Familienmitglieder gleichzeitig essen können, stellen Sie zubereitete Speisen kurz ins kalte Wasserbad und bewahren sie dann kühl auf. Vor dem Essen sollten sie nur kurz wieder erwärmt werden.

Gemüse aus ökologischem Anbau enthält, abgesehen von Schwermetallen, weniger Rückstände und hat eine höhere Nährstoffdichte als Gemüse aus Intensivanbau.

Grünkern-Kohlrouladen
(reich an Indolen)

Zutaten
für 2 Personen

1	Möhre
1/8 l	Gemüsebrühe
60 g	Grünkernschrot mittelgrob
	Salz, Pfeffer
1 Pr.	Kümmel gemahlen
1/2 TL	Thymian
1/2 TL	Oregano
1/2 TL	Basilikum
4	große Weißkohlblätter
1/2 l	Gemüsebrühe
1 TL	Weizen fein gemahlen
1 EL	Sahne

Nährstoffgehalt pro Portion

155	kcal
6 g	Eiweiß
3 g	Fett
27 g	Kohlenhydrate
7 g	Ballaststoffe

Zubereitung

- Möhre waschen, schälen und in feine Würfel schneiden.
- In die kochende Gemüsebrühe den Grünkernschrot und die Möhre einrühren, 5 Minuten köcheln lassen. Gewürze und Kräuter zugeben, 20 Minuten nachquellen lassen.
- Mittelrippe der Weißkohlblätter flach schneiden, Blätter in Gemüsebrühe blanchieren. Kohlblätter ausbreiten, die Grünkernmasse gleichmäßig darauf verteilen und zu Rouladen aufrollen. In eine Auflaufform geben, mit etwas Gemüsebrühe angießen und im Ofen bei 180° C 25–30 Minuten garen.
- Aus der anfallenden Brühe können Sie eine Tomaten- oder Zwiebelsoße zubereiten. Dazu: Kartoffeln oder Vollkornreis.

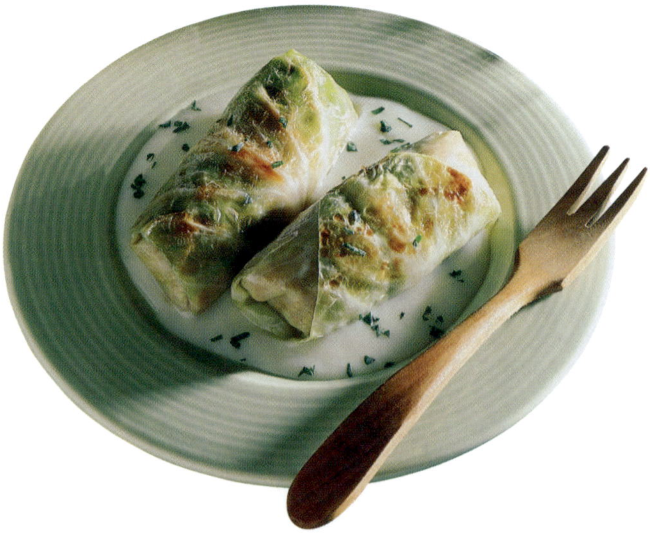

Schweizer Rosenkohlauflauf

(reich an Indolen)

Zutaten

für 2 Personen

400 g	Rosenkohl
	Salz, Muskat
1 TL	Butter
1	kleine Zwiebel
100 g	gekochter Schinken
	Pfeffer
50 g	geriebener Gruyère

Nährstoffgehalt pro Portion

281	kcal
33 g	Eiweiß
12 g	Fett
8 g	Kohlenhydrate
9 g	Ballaststoffe

Zubereitung

- Rosenkohl putzen, waschen und kreuzweise am Strunk einschneiden (verkürzt die Garzeit). In einem Topf mit viel schwach sprudelnd kochendem Salzwasser (damit der Kohl nicht bitter wird) zugedeckt ca. 10–15 Minuten garen. Kräftig mit Muskat würzen.
- In einer Pfanne Butter erhitzen und die klein gewürfelte Zwiebel darin glasig dünsten. Den Schinken würfeln und mit anschmoren.
- Den Rosenkohl abgießen und in eine leicht gebutterte, feuerfeste Form geben. Mit Pfeffer würzen und die Zwiebel-Schinken-Masse darauf verteilen. Mit dem Gruyère bestreuen und im vorgeheizten Ofen bei 200 °C 10–15 Minuten gratinieren.
- Dazu essen Sie ein kräftiges Bauernbrot.

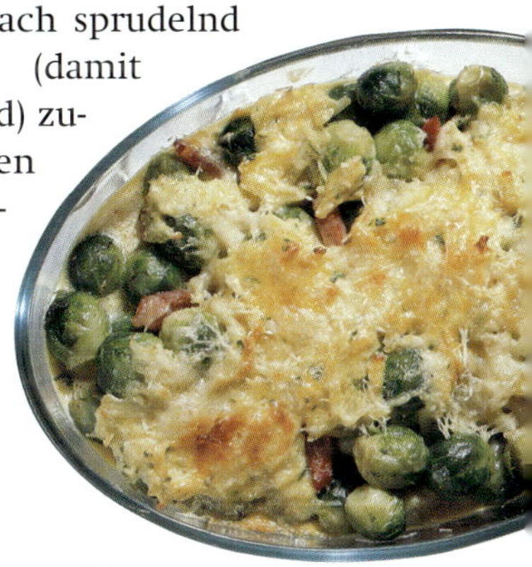

Zur Familie der Kreuzblütlergemüse gehören neben den bekannten Kohlsorten und Brokkoli auch Gewürze wie Senf und Meerrettich und auch Kresse. Damit können Sie viele Speisen anreichern.

Blumenkohl mit Thunfisch
(enthält Omega-3-Fettsäuren und Indole)

Zutaten
für 2 Personen

1	kleiner Blumenkohl
1 EL	Butter
1 EL	Olivenöl
1	Tasse Milch
	etwas Knoblauchpulver
	Thymian
	Salz, weißer Pfeffer
100 g	Thunfisch aus der Dose
1 Sch.	Weißbrot
2 EL	Butter

Nährstoffgehalt pro Portion

389 kcal
13 g Eiweiß
24 g Fett
15 g Kohlenhydrate
5 g Ballaststoffe

Zubereitung

- Blumenkohl putzen, waschen und in kleine Röschen zerteilen. In leicht gesalzenem Wasser 10 Minuten kochen, abtropfen lassen.
- Butter in einem Topf erhitzen, Mehl darin anschwitzen und mit Milch aufgießen. Mit Salz, Pfeffer, Knoblauch und Thymian würzen und 8–10 Minuten köcheln lassen.
- Thunfisch zerpflücken und in die Soße geben. Abwechselnd Blumenkohl und Thunfischsoße in eine mit Olivenöl gefettete Auflaufform schichten.
- Weißbrot fein würfeln und in Butter leicht anrösten. Über dem Blumenkohl verteilen und im Ofen bei 200° C etwa 20 Minuten backen.
- Dazu passen Petersilienkartoffeln oder auch nur Brot.

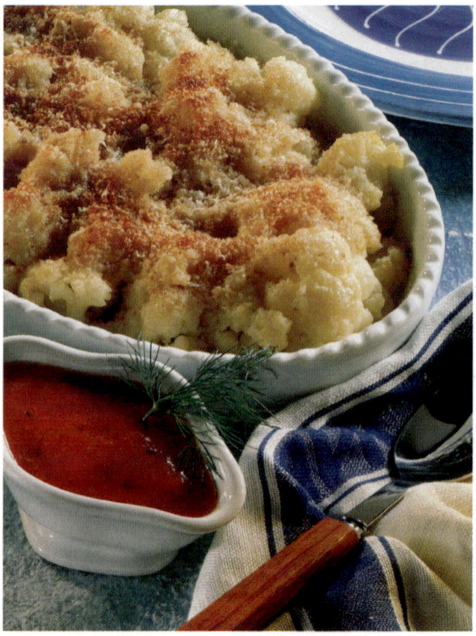

Matjes-Hering in Calvados-Sahne
(reich an Omega-3-Fettsäuren)

Zutaten
für 2 Personen

1	kleiner Apfel
2 EL	Calvados
1/2 B.	Sahne
2 EL	Apfelsaft
1 TL	grüne Pfefferkörner
1/2 Be.	Joghurt 1,5 % Fett
	Salz
1 Pr.	Zucker
4	kleine Matjes-Heringsfilets

Nährstoffgehalt pro Portion

456	kcal
21 g	Eiweiß
34 g	Fett
9 g	Kohlenhydrate
1 g	Ballaststoffe

Zubereitung

- Apfel schälen, entkernen und in feine Würfel schneiden. Mit Calvados begießen.
- Joghurt mit Apfelsaft und Pfefferkörnern verrühren und über die marinierten Apfelwürfel geben. Mit Salz und Zucker würzen.
- Sahne steif schlagen und unter die Masse heben.
- Heringsfilets auf Tellern anrichten und die Calvadossahne dazu servieren.
- Reichen Sie dazu Folienkartoffeln.

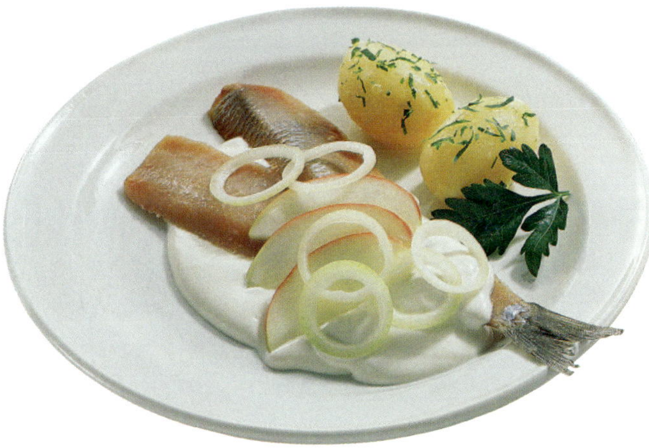

Fischfilet auf portugiesische Art

(enthält Omega-3- und Omega-9-Fettsäuren und Lykopin)

Zutaten

für 2 Personen

2 Sch.	Goldbarschfilet je 150 g
	Salz, Pfeffer, etwas Essig
1	Zwiebel
1/2	Knoblauchzehe
1 EL	Mehl
3 EL	Olivenöl
1	kleine Dose geschälte Tomaten
2	Sardellenfilets
	einige Oliven

Nährstoffgehalt pro Portion

381	kcal
32 g	Eiweiß
24 g	Fett
8 g	Kohlenhydrate
1 g	Ballaststoffe

Zubereitung

- Fischfilet waschen, mit Küchenkrepp abtrocknen und mit Salz, Pfeffer und Essig würzen. In Mehl wenden.
- Öl in der Pfanne erhitzen und den Fisch darin 7 Minuten von beiden Seiten braten, herausnehmen und warm stellen.
- Klein gewürfelte Zwiebel und Knoblauch im Bratfett goldgelb anschwitzen, Tomaten dazugeben, mit Salz und Pfeffer würzen und einige Minuten köcheln lassen.
- Den Fisch anrichten, die Soße darübergeben und mit Sardellenfilets und Oliven garnieren.
- Servieren Sie dazu Reis oder Petersilienkartoffeln und frischen Blattsalat.

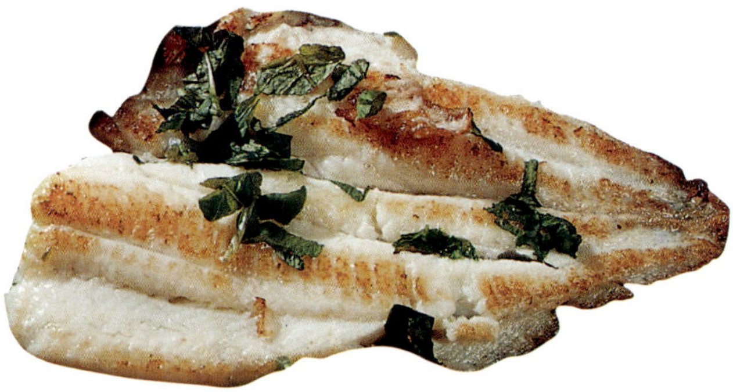

Pikante Fischspießchen
(enthält Omega-3- und Omega-9-Fettsäuren und Lykopin)

Zutaten
für 2 Personen

250 g	Fischfilet (Seelachs, Heilbutt, Goldbarsch)
3	dünne Scheiben durchwachsener Speck
2	Tomaten
	Zitronensaft
	Salz, Pfeffer
	etwas Mehl
2 EL	Olivenöl
	Tomatenketchup

Zubereitung

- Fisch unter kaltem Wasser abspülen, trockentupfen und in Würfel schneiden. Mit Zitronensaft beträufeln. Speckscheiben in kleine Stücke schneiden, Tomaten vierteln. Alles abwechselnd auf 2 Spieße stecken, salzen, pfeffern und leicht mit Mehl bestäuben.
- Öl in einer Grillpfanne erhitzen und die Fischspieße auf allen Seiten ca. 5 Minuten braten, zuletzt mit etwas Tomatenketchup bestreichen und noch kurz weiter braten. Dazu passen Butterreis und Eisbergsalat.

Nährstoffgehalt pro Portion

270	kcal
20 g	Eiweiß
17 g	Fett
4 g	Kohlenhydrate
1 g	Ballaststoffe

Gesundheit aus dem Ozean

Mit seinem Gehalt an hochwertigem, leicht verdaulichem Eiweiß, an B-Vitaminen und Jod zählt Fisch zu den besonderes wertvollen Nahrungsmitteln. Spezielle Bedeutung in der Krebsprävention kommt jedoch dem hohen Gehalt an Omega-3-Fettsäuren zu. Reichlich finden sich diese in Makrele, Hering, Lachs und Thunfisch, aber auch in anderen fetteren Seefischen. Zwei solche Fischmahlzeiten wöchentlich decken bereits den Bedarf an Omega-3-Fettsäuren.

Fischrisotto
(reich an Omega-3-Fettsäuren)

Zutaten
für 2 Personen

100 g	tiefgekühlte Scampi
200 g	Fischfilet
1/2	Zitrone zu Saft gepresst
1 EL	Butter
140 g	Langkornreis
1/2 l	Fleischbrühe
	Salz
1 Pr.	Safran
2 EL	Parmesan gerieben
	Pfeffer
	Petersilie

Nährstoffgehalt pro Portion

407	kcal
34 g	Eiweiß
5 g	Fett
55 g	Kohlenhydrate
1 g	Ballaststoffe

Zubereitung

- Scampi auftauen. Fischfilet waschen und mit Küchenkrepp trockentupfen. Mit Zitronensaft beträufeln.
- Butter in einem Topf erhitzen, den gewaschenen Reis darin goldgelb rösten. Die heiße Brühe aufgießen, mit Salz und Safran würzen und 15 Minuten köcheln lassen.
- Den Fisch in gleichmäßige Würfel schneiden und zusammen mit den Scampi zum Reis geben. 10 Minuten weiter garen.
- Mit geriebenem Parmesan mischen und mit Pfeffer würzen. Zum Schluß mit gehackter Petersilie garnieren.
- Essen Sie dazu einen frischen Blattsalat.

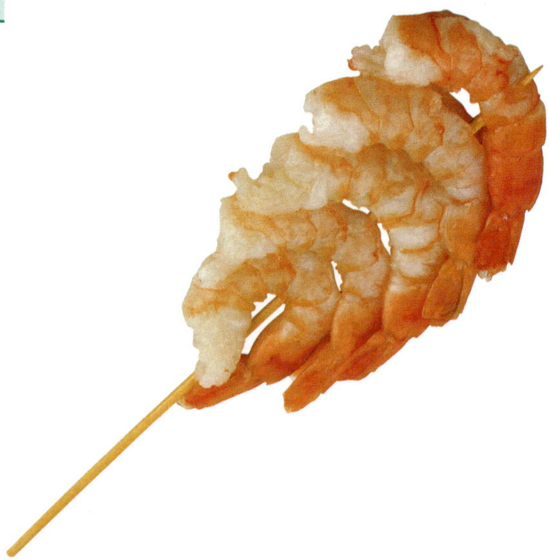

Geschnetzeltes süß-sauer

(reich an sekundären Pflanzenstoffen und Phytoöstrogenen)

Zutaten

für 2 Personen

200 g	Schweinefleisch
3 TL	Sojasoße
1 EL	Essig
1 Pr.	Zucker, Salz
30 g	Mu-Err (chinesische Pilze) getrocknet
je 1/2	rote u. grüne Paprika
1	kleine Stange Lauch
1	Möhre
1/4	Salatgurke
2 EL	Sojaöl
1/8 l	Fleischbrühe
1 TL	Speisestärke

Nährstoffgehalt pro Portion

248 kcal
25 g Eiweiß
12 g Fett
8 g Kohlenhydrate
7 g Ballaststoffe

Zubereitung

- Das Fleisch in dünne Scheiben schneiden und in einer Schüssel mit einer Marinade aus Sojasoße, Essig, Zucker und Salz übergießen. Zugedeckt etwa eine Stunde ziehen lassen, dabei ab und zu wenden.
- Die Pilze abspülen und in kaltem Wasser einweichen. Das Gemüse putzen und waschen. Paprika und Lauch in Streifen, die Möhre in Scheiben schneiden und die Gurke grob hobeln.
- Abgetropftes Fleisch in heißem Öl kurz scharf anbraten. Alles Gemüse dazugeben und 5 Minuten mitbraten. Mit Fleischbrühe aufgießen und bei schwacher Hitze 15 Minuten garen, die abgetropften, in Stücke geschnittenen Pilze zufügen, 5 Minuten mitgaren.
- Die Stärke mit der übrigen Marinade verrühren und das Gericht damit binden. Dazu schmecken chinesische Glasnudeln.

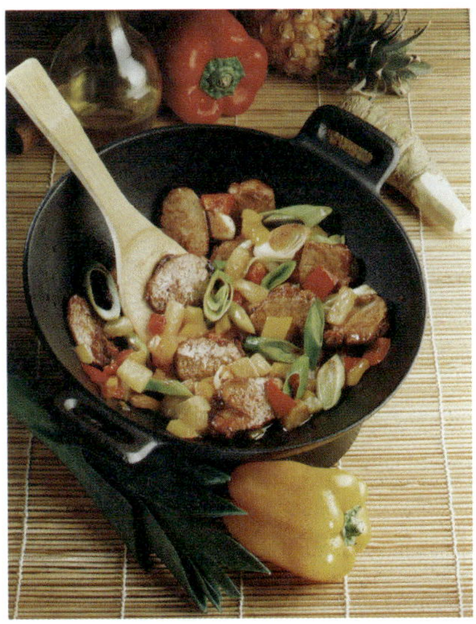

Aprikosenknödel
(mit reichlich Beta-Carotin)

Zutaten
für 2 Personen

125 g	Quark
3 EL	Butter
1 Pr.	Salz
1	Ei
60 g	Mehl
250 g	kleine Aprikosen
8 St.	Würfelzucker
3 EL	Semmelbrösel
2 EL	Butter
	Puderzucker zum Bestäuben

Nährstoffgehalt pro Portion

544	kcal
19 g	Eiweiß
23 g	Fett
55 g	Kohlenhydrate
5 g	Ballaststoffe

Zubereitung

- Butter weich rühren, nach und nach Quark dazugeben, Salz, Ei und das Mehl unterrühren. Den Teig 30 Minuten kühl ruhen lassen.
- Auf bemehltem Brett ausrollen und in 5 cm große Quadrate schneiden. Jedes Quadrat mit einer gewaschenen, entsteinten Aprikose belegen, die mit einem Stück Würfelzucker gefüllt ist. Den Teig zu Knödeln formen.
- Wasser in einem Topf mit etwas Salz zum Kochen bringen und die Knödel darin 8–10 Minuten ziehen lassen (nicht kochen!).
- Semmelbrösel in einer Pfanne mit dem Zucker leicht braun rösten, die Butter darüber zergehen lassen.
- Knödel auf dem Sieb abtropfen lassen. Die Bröselmasse in eine Schüssel geben und die Knödel darin wälzen.
- Heiß servieren. Als Beilage passt dazu Aprikosenkompott.

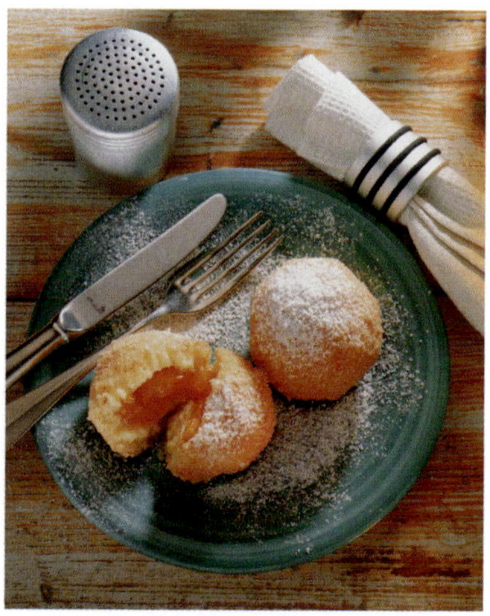

Aprikosen-Palatschinken
(enthält Beta-Carotin und Vitamin E)

Zutaten

für 2 Personen

8	sehr reife Aprikosen
2	Eier
50 g	Mehl
	etwas Milch und Wasser
1 TL	Zucker
1/2 Pä.	Vanillezucker, Salz
3 El	Butter
1 EL	Puderzucker
20 g	gemahlene Haselnüsse

Nährstoffgehalt pro Portion

448	kcal
13 g	Eiweiß
32 g	Fett
32 g	Kohlenhydrate
4 g	Ballaststoffe

Zubereitung

- Aprikosen abziehen, entkernen und mit einer Spur Zucker und etwas Weißwein 5–10 Minuten bei mäßiger Hitze gardünsten.
- Eier mit Milch und Wasser verquirlen, Mehl, Zucker, Vanillezucker und Salz einrühren. Den Teig schaumig schlagen.
- Butter portionsweise in der Pfanne erhitzen und darin vier dünne goldgelbe Palatschinken backen.
- Die Palatschinken mit dem Aprikosenkompott füllen und aufrollen. Mit Puderzucker und den gemahlenen Haselnüssen bestreuen.
- Servieren Sie vorher eine kräftige Gemüse- oder Kartoffelsuppe.

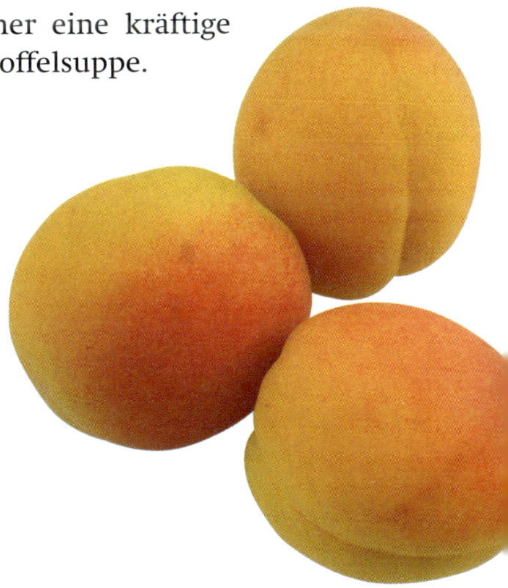

Möhrensalat mit Nüssen

(enthält die Vitamine A, C und E)

Zutaten

für 2 Personen

200 g	Möhren
1 EL	Olivenöl
1/2	Zitrone zu Saft gepresst
2	kleine säuerliche Äpfel
1 TL	Honig
100 ml	Orangensaft, frisch gepresst
2 EL	Sahne
1 Pr.	Ingwerpulver
20 g	gehackte Haselnüsse

Nährstoffgehalt pro Portion

228	kcal
4 g	Eiweiß
12 g	Fett
33 g	Kohlenhydrate
6 g	Ballaststoffe

Zubereitung

- Möhren waschen, schälen und grob raffeln. In Olivenöl kurz andünsten und abkühlen lassen. Äpfel schälen und ebenfalls raffeln. Zu den Möhren geben und den Zitronensaft untermischen.
- Für die Marinade Honig mit Orangensaft verrühren und die leicht geschlagene Sahne unterziehen. Mit Ingwer würzen und über den Salat gießen. Zugedeckt 15 Minuten ziehen lassen.
- Mit den Haselnüssen garnieren.
- Essen Sie zu diesem Salat Vollkornbrot mit Käse.

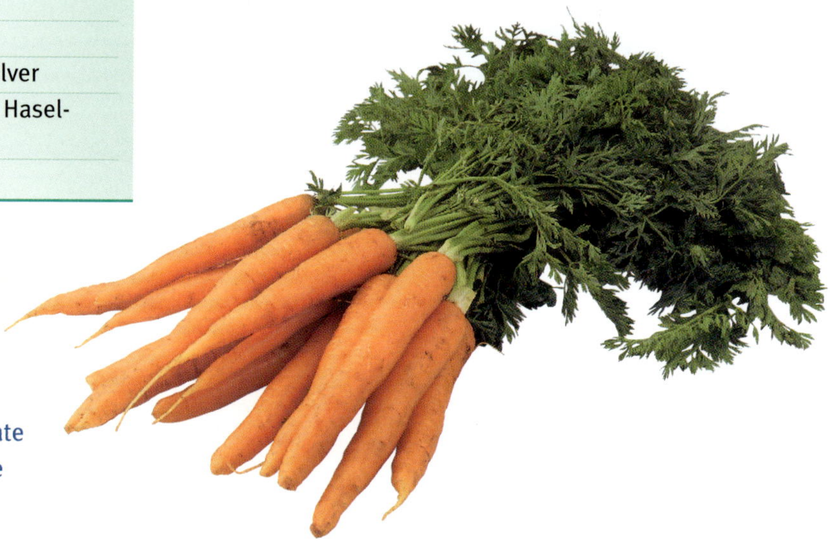

Thunfischsalat
(reich an Omega-3-Fettsäuren)

Zutaten
für 2 Personen

1	Tomate
1/2	Zwiebel
1/2	Apfel
10	Oliven mit Paprikafüllung
1 Do.	Thunfisch in Öl
2 EL	Salatmayonnaise
1 EL	Joghurt
1 TL	Chilisoße
1/2	Zitrone zu Saft gepresst
	Salz, frisch gem. schwarzer Pfeffer
1 Pr.	Zucker
	Salatblätter
1/2	Ei, hartgekocht

Nährstoffgehalt pro Portion

349	kcal
24 g	Eiweiß
24 g	Fett
6 g	Kohlenhydrate
1 g	Ballaststoffe

Zubereitung

- Tomaten waschen und vierteln. Zwiebel und Apfel schälen, würfeln, Oliven in Scheiben schneiden. Thunfisch abtropfen lassen, mit der Gabel zerpflücken. Alle Zutaten mischen.
- Für die Marinade Mayonnaise, Joghurt, Chilisoße und Zitronensaft mischen und kräftig mit Salz, Pfeffer und Zucker abschmecken. Über den Salat gießen und zugedeckt 30 Minuten im Kühlschrank ziehen lassen.
- In Cocktailgläsern auf Salatblättern anrichten und mit Ei garnieren.
- Essen Sie dazu Leinsamenbrötchen.

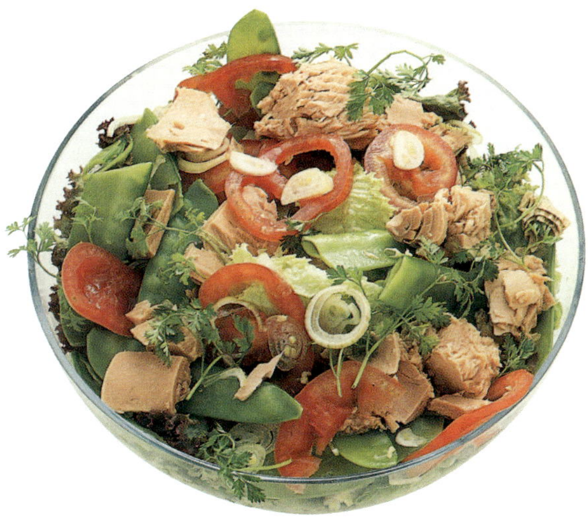

Brokkoli-Toast

(enthält sekundäre Pflanzenstoffe)

Zutaten

für 2 Personen

250 g	Brokkoli
200 ml	Fleischbrühe
4 Sch.	Vollkorntoastbrot
1 EL	Margarine
1 EL	Mehl
1	Tasse Milch
	Salz, Pfeffer, Muskat
1	Ei, hart gekocht
10	Streifen Tomatenpaprika
	Petersilie

Zubereitung

- Brokkoli waschen, putzen und zerkleinern. In der Brühe etwa 15 Minuten garen. Auf einem Sieb abtropfen lassen und auf die leicht getoasteten Brotscheiben verteilen.
- In einem Topf Margarine erhitzen, das Mehl darin anschwitzen, mit Milch aufgießen und ca. 8 Minuten kochen. Mit Salz, Pfeffer und Muskat abschmecken. Das Ei hacken und in die Soße geben.
- Die Soße über dem Brokkoli verteilen und die Toasts im Backofen bei 200° C 10–15 Minuten backen. Mit Paprikastreifen und Petersilie garnieren.

Nährstoffgehalt pro Portion

311	kcal
15 g	Eiweiß
10 g	Fett
41 g	Kohlenhydrate
6 g	Ballaststoffe

Olivenöl in der Küche

Im Gegensatz zu vielen Speiseölen, die nur zur Zubereitung von kalten Speisen geeignet sind, lässt sich Olivenöl für jede Zubereitungsart nutzen. Olivenöl passt zu vielen Salaten, lässt sich aber auch erhitzen und ist damit ein hochwertiges Bratfett. Mit einem Esslöffel Olivenöl decken Sie schon 1/10 Ihres Vitamin-E-Bedarfes.

Sojakeimsalat in Chicoree-Schiffchen
(enthält Phytoöstrogene und Vitamin A)

Zutaten
für 2 Personen

1/2	Dose Sojakeimlinge oder selbst gezogene Keimlinge (75g)
1 Pr.	Curry
1 Sch.	Ananas
3	frische Aprikosen
1 EL	Schnittlauch
1 TL	Sojasoße
1 TL	Essig
1 TL	Sojaöl
1 Pr.	Zucker
	Salz, Pfeffer
2	Chicoree

Nährstoffgehalt pro Portion

126 kcal
10 g Eiweiß
4 g Fett
20 g Kohlenhydrate
3 g Ballaststoffe

Zubereitung

- Sojakeime unter fließendem Wasser abspülen und gut abtropfen lassen.
- Ananas und Aprikosenfleisch in Stücke schneiden. Schnittlauch feinschneiden.
- Alles mit Curry bestäuben und in einer Schüssel gut mischen.
- Für die Marinade Sojasoße, Essig, Öl, Salz, Zucker und Pfeffer verrühren und über die Salatzutaten gießen. Zugedeckt ziehen lassen.
- Chicoree waschen, den bitteren Keil entfernen und die einzelnen Blätter mit dem Salat füllen.
- Dazu passt Sojabrot, mit geräucherter Putenbrust belegt.

Bücher bei TRIAS zum Weiterlesen

Vom gleichen Autor:

Die Gebärmutter: Gezielte Hilfe bei Erkrankungen. Wie der Arzt untersucht und behandelt. Was Sie bei schmerzhafter Regelblutung und Senkungsbeschwerden auch selbst tun können. Alles über die Totaloperation: Notwendigkeit, Folgen, Alternativen. Kleine-Gunk, B.; TRIAS 1997.

Attraktiv und fit durch die Wechseljahre. Hormone als Chance für Ihre Gesundheit. Wie Sie trotzdem problemlos Ihr Gewicht halten. Mit großem Ernährungs-, Fitness- und Beauty-Programm. Kleine-Gunk, B.; TRIAS 2002.

Phyto-Östrogene: Die sanfte Alternative während der Wechseljahre. Ohne Nebenwirkungen: So helfen Ihnen Pflanzen-Hormone. In welchen Lebensmitteln sie enthalten sind. Mit vielen wirksamen Kochrezepten. Kleine-Gunk, B.; TRIAS 2003.

Ihr Einkaufsführer Phyto-Östrogene. Mit Pflanzen-Hormonen gesund und fit durch die Wechseljahre. Kleine-Gunk, B.; Haug 2003.

Brustkrebs: schnell verstehen – richtig behandeln. Antworten auf die wichtigsten Fragen. Barth, V.; TRIAS 2003.

Der große TRIAS-Ratgeber ganzheitliche Krebs-Behandlung. Im Überblick: konventionelle, biologische und ergänzende Verfahren. So werden die verschiedenen Krebs-Erkrankungen behandelt. Unterstützen Sie aktiv Ihre Therapie. Beyersdorff, D.; TRIAS 2002.

Gesund und bewusst essen bei Krebs. Wie Sie Schutzstoffe nutzen und Ihr Immunsystem stärken. Mit Appetit und Freude essen. 28 köstliche Rezepte aus der Vollwert-Küche. Biesalski, H.-K.; Zürcher, G.; Hofele, K.; TRIAS 1998.

Gesunde Ernährung bei Krebs. So stärken Sie Ihr Immunsystem. Die optimale Ernährung für jede Phase Ihrer Behandlung. Mit speziellen Empfehlungen für verschiedene Krebsarten. Empfohlen von der Gesellschaft für biologische Krebsabwehr. Kretschmer, Ch.; Haug 2002.

Krebs: So finden Sie Hilfe im Internet. Effektiv suchen im Netz. Seriöse Informationen schnell finden. Menschen treffen und sich austauschen. Forbriger, A.; TRIAS 2002.

TRIAS Therapie Kompass Krebs ganzheitlich behandeln. Maßnahmen und Methoden, die Ihnen verlässlich helfen. Wie Sie sie im Alltag anwenden. Außenseiter-Methoden kritisch betrachtet: Was sie wirklich bringen. Beuth, J.; TRIAS 2004.

110 wirksame Behandlungs-Möglichkeiten bei Krebs. Gezielte Information: Die wichtigsten Methoden und unterstützenden Maßnahmen. Schulmedizin und sinnvolle Alternativen besser verstehen. So finden Sie Ihre persönlichen Heilungswege. Irmey, G.; Haug 2001.

Adressen, die weiterhelfen

Kurse und Beratungsstellen, auch genetische Beratung bei BRCA-positiven Patienten

Deutsche Krebshilfe e.V.
Thomas-Mann-Str. 40
53111 Bonn
Telefon 02 28/72 99 00

Patienteninformationsdienst zu Krebserkrankungen allgemein

Krebsinformationsdienst (KID)
Postfach 101949
Im Neuenheimer Feld 280
69120 Heidelberg
Telefon 0 62 21/41 01 21

Spezielle Informationen zu Alternativen und naturheilkundlichen Verfahren bietet die

Gesellschaft für biologische Krebsabwehr
Postfach 102549
69015 Heidelberg
Telefon 0 62 21/16 15 25

Die Selbsthilfegruppen nach Krebs sind zusammengeschlossen in der

Frauenselbsthilfe nach Krebs, Bundesverband e.V. B6/10/11
68159 Mannheim
Telefon 06 21/2 44 34
Telefon-Beratungsdienst:
Telefon 02241/390065 (montags von 20.30 bis 22.30 Uhr)

Laboruntersuchungen und die Polymorphismusdiagnostik zur Feststellung eines erhöhten Krebsrisikos bietet

AgeLab
Mittlere Kanalstraße 11
90429 Nürnberg
Telefon 09 11/92 91-3 31

Fragen zum Thema Weibliche Gesundheit beantwortet das

EURO-GYN-CENTER
EuromedClinic®
Europa-Allee 1
90763 Fürth
Telefon 09 11/9 71 46 23

Stichwortverzeichnis